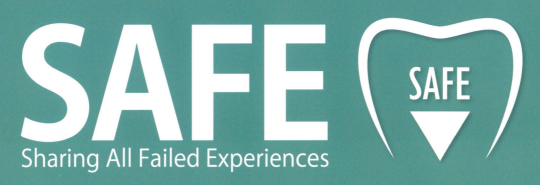

SAFE
Sharing All Failed Experiences

Troubleshooting Guide

Volume 4

補綴・技工的合併症編
インプラント治療の再介入を防ぐための
欠損補綴設計・長期治療計画

監著

本多正明／伊藤雄策／大森有樹
山脇将貴／田中一茂
丸尾勝一郎／一柳通宣

クインテッセンス出版株式会社　2019

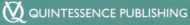

Berlin, Barcelona, Chicago, Istanbul, London, Milan, Moscow, New Delhi, Paris, Prague, São Paulo, Seoul, Singapore, Tokyo, Warsaw

序文

SAFE Troubleshooting Guide Volume 4『補綴・技工的合併症編』発刊にあたり

　日常臨床において、われわれが実践している補綴治療の目的として、「機能の回復」「残存組織の保全」「審美性の改善」が挙げられる。

　インプラント治療を、機能の回復、特に咀嚼機能の回復とメインテナンスに焦点をあてて考えてみる。インプラント治療は、通常、欠損歯列に対しインプラント補綴によって歯列弓の連続性を再確立し、機能の回復を図る。そして、その咬合状態を長期に渡り維持・安定させ、顎口腔系全体の良好な機能を営めるようにすることが、大きな目的の1つである。また、インプラント外科は、適切な機能回復のためのもっとも重要な最初のステップとなる外科処置である。すなわち、インプラント補綴が、適正な機能の回復とメインテナンスに欠かすことができない最終のステップとすれば、インプラント外科は、インプラント治療を成功させるもっとも重要な準備段階の、最初のステップと捉えることができる。私はこのインプラント外科を "Occlusal Preparation" と捉えている。

　しかし、インプラント外科が総合診断治療計画に基づいて適切に行われたとしても、インプラント補綴装置の咬合面形態（臼歯咬合面、下顎前歯切縁、上顎前歯舌面）が適正でないと、経過観察の中で咬合力による種々の機械的偶発症が少しずつ出てくることになる。この偶発症は、生物学的偶発症よりも、対応が難しいかもしれない。また、この偶発症は、インプラント部位や対合歯のトラブルを引き起こすだけでなく、上下顎各々の歯列弓の保全と咬頭嵌合位の安定にも影響を与えることもある。今一度このことに目を向ける必要があるのではないだろうか。補綴装置には、必ず咬合面が存在するのだから。

　近年、欠損歯列への対応として、インプラント治療が脚光を浴び、素晴らしいケースを誌上や講演会などで見ることができる。しかし一方、インプラント治療のトラブルが、テレビや雑誌などで、報道されている現実もある。どうも最近、欠損歯列への対応が、まず "インプラントありき" となっている感が強い。そのうえリカバリーに困るケースも数多く出てきている。インプラント治療は、欠損歯列への対応の一つのオプションである。

　欠損補綴は、まだまだ従来型のブリッジや義歯のほうが多い。そうであれば、今こそ基本に立ち返って、欠損歯列の病態をしっかり診査したうえで補綴治療計画を立案すべきである。そして、欠損歯列に対し的確にインプラント補綴を生かすことで "Longevity" のある治療結果を残すことができると考える。

　このことは決してインプラント治療を否定しているのではない。逆に、咬合支持の条件が悪く欠損歯列が拡大していきやすいケースにおいて、今までの補綴法による対応では急速に咬合崩壊へと進んでしまった症例でも、インプラント補綴を施すことによって崩壊ス

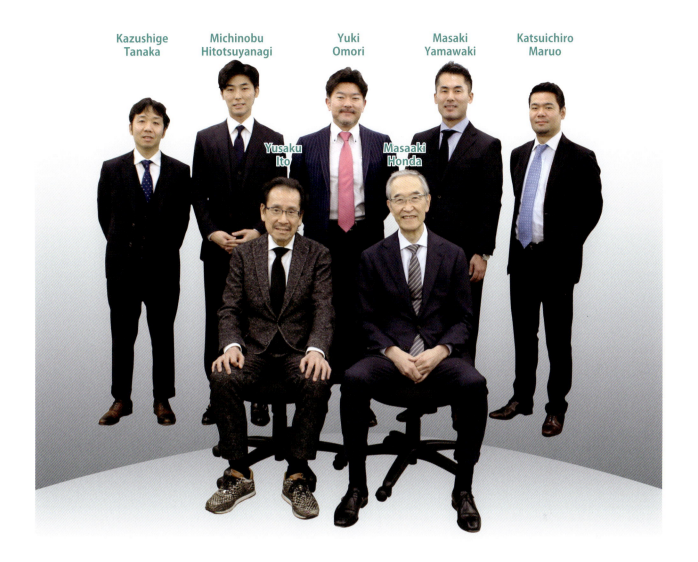

　ピードを制御することが可能になってきた。また、欠損部位・支台歯の条件・咬合などについても、確実に診査・診断し、適切な治療計画のもとにインプラント補綴か従来型の補綴法かを決定することで、歯列弓の保全に大きな助けとなる。

　さらに、時間軸も含めた欠損歯列の病態を探ると同時に、患者の健康状態・食生活・社会生活・価値観・経済性の各変化を考慮し、それぞれの補綴オプションのリスクとベネフィットを考える必要がある。そしてこのようなことに目を向けて臨床を行っていけば、これからの臨床の幹が築けるものと信じている。

　また近年、"Longevity"の重要性について多くの誌面で目にするようになった。日常臨床では90％以上の症例において、補綴装置を使って機能の回復と審美性の改善を図っている。しかし補綴装置は人工物であるため、ほとんどの症例において、補綴的再介入が必要になってくる。このような現実から、再介入時にはそのときの咬頭嵌合位を基準位にし

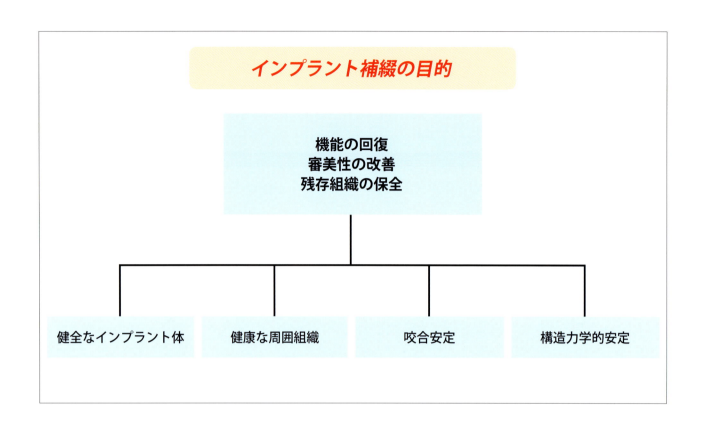

　て、できるだけシンプルな処置で終えたい。"Longevity"とは、もちろん術後の状態を長く維持することではあるが、同時に再介入のことも考えておくことが必要である。

　そのために、初診時において、再介入のことを十分に考慮した補綴治療計画を立案することがKeyとなる。

　最後に1974年、U.S.C.のDr. R. Kim、Dr. H. Colmanによる講演会の感想録(ペリオと補綴との相関関係)(インプラント)の原文を一部を以って、序文のまとめにしたいと思う。

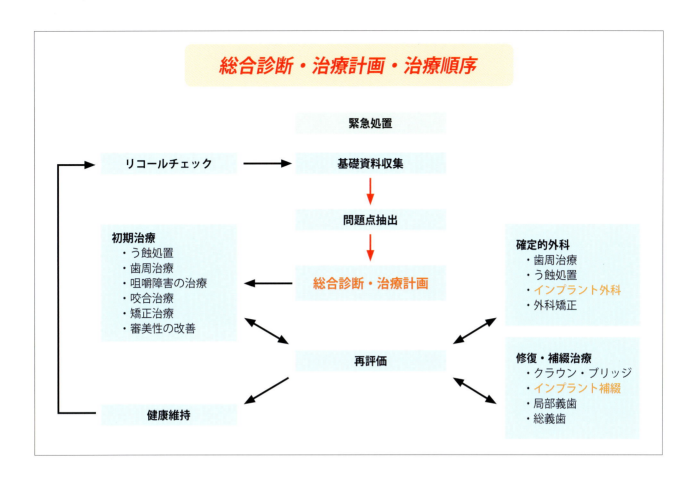

『アメリカのトップレベルの DENTIST が、いかに広いベースを持っているかを痛感しました。現在はインプラントそのものをしっかり見つめていく時期が、きていると思います。ただ今の時点では、私の臨床経験から考えてみて、もっともっと総合的なベースを広める時です。今まではインプラントされることだけで、いろいろ議論されてきましたが、それはインプラントのためのインプラントに過ぎないのです。外科はもちろんのこと、エンド、ペリオ、補綴等を十分理解したうえでないと、将来トラブルがどんどん出てくるでしょう。インプラント治療とは、そんな生易しいものではないと思います。』

本多正明：Journal of Nihon Shigaku Center, 1975

2019年3月吉日
SAFE 書籍 Vol.4 編集委員代表
本多正明

SAFE Troubleshooting Guide とは？

　インプラント治療は、失われた機能および審美を回復するために有効な欠損補綴の一手法である。しかし、インプラント体の埋入や付加的手術などの外科処置が不可欠という特徴があり、科学的な実証がなされていない部分も多い。また、歯科のインプラントは独特な治療法で、「異物が口腔粘膜という解剖学的バリアーを貫通して存在する」という、他の医療では考えられない過酷な環境下で、異物であるインプラントを生体に調和させ機能し続けさせる必要がある。したがって、インプラント治療には終診はなく、一度この治療法に手を染めれば、患者の命がある限り、術者は患者と一生向き合う宿命を背負う覚悟をもたなければならない。一方、インプラント治療を成功させるためには、補綴、口腔外科および歯周病などの専門的知識と技術が求められるうえに、残存歯も含めた一口腔単位の治療が要求される。また、歯科医師、歯科衛生士および歯科技工士との連携も重要で、「インプラント治療はチーム医療である」ということを認識する必要がある。

　近年、インプラント治療の普及とともに、トラブル症例が増加している。しかし、トラブル症例は表に出ることは少なく、患者の妥協のもと、十分な分析が行われないままに忘れ去られることが多い。現実には、インプラントのトラブルは自然に治癒することはなく、患者はトラブルを背負って生きていくことになるため、原因の解明と対処法を確立することは急務と考えられる。

　2008年の春、「インプラント治療のトラブル症例を検証する勉強会」SAFEが関西で発足した。SAFEとは「Sharing All Failed Experiences」の略で、インプラント治療で経験したトラブル症例をメンバーが共有し、専門的な立場から原因と対処法について自由に議論することを目的としている。自然科学では明確な答えが出ないことも多いが、活発な討論の中に多くのヒントが存在すると思われる。つまり、トラブル症例は、インプラントに対する生体の反応を明瞭化し、多くの真実を教えてくれるとわれわれは考えている。さらに2012年7月、SAFE会員以外の先生方ともトラブル症例を共有する目的で、第1回SAFE学術大会を大阪で開催し、2019年4月に第7回SAFE学術大会を予定している。

　今回、SAFE会員が蓄積してきたインプラントのトラブルに関する考え方や治療の実際を記録に残すとともに、一人でも多くの歯科関係者に情報を共有して頂く目的で、『SAFE Troubleshooting Guide』の第4巻を発刊することになった。SAFE Troubleshooting Guideでは、複雑なインプラントのトラブルをトラブルヘキサゴンとして6つのカテゴリーに分類し、それぞれを一巻の本として出版する予定である。

　本書は、SAFE Troubleshooting Guideの第4巻として、「補綴・技工的合併症」をテーマに執筆している。さらに、トラブルによって発生する外科的な侵襲、治療コストおよび治療期間の延長という3要素を考慮し、トラブルシューティングのレベルを6段階に分け、難易度がわかりやすいように整理されている。インプラントのトラブル回避とトラブルシューティングにおいて、本書が皆様の臨床に役立てば幸いである。

　末筆ながら、編集していただいた先生方、症例をご提供していただいた先生方およびSAFE会員に、心から感謝いたします。

2019年3月吉日

SAFE代表　野阪泰弘

Forewords

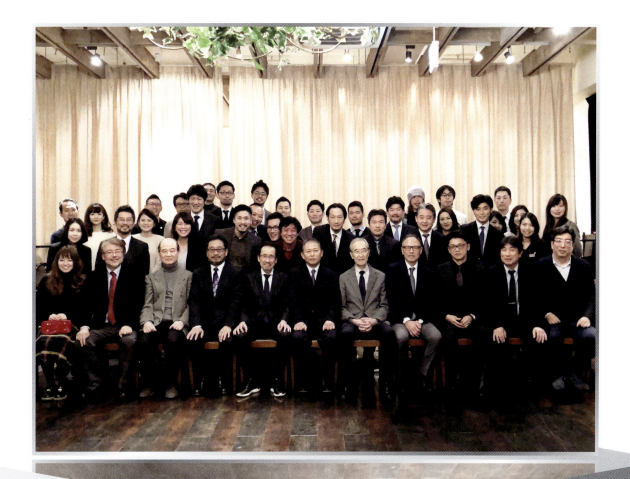

SAFE
Sharing All Failed Experiences

7

まえがき

トラブルヘキサゴンとは？

　われわれSAFEは、生体アパタイトやチタンの結晶構造が六角形であることにちなんで、インプラント治療のトラブルを6つの視点に分け、それぞれの視点からその原因を追求するとともに、インプラント治療をより確実なものにするために書籍にまとめることにした。この6つの視点をトラブルヘキサゴンと呼び、以下の6つの項目に示す。

　なお、SAFEのポリシーに則って各巻ともに、SAFE会員が経験したトラブル症例を示すとともに、対応方法や関連項目を詳述するものにした。

Vol.1　機械・構造的合併症

　インプラント補綴装置を構成するインプラント体、アバットメント、スクリューそしてクラウンなどの上部構造はすべて人工物である。そこで本巻では、ハードウェアとしての各パーツとそれぞれの構造を見直す、言わばインプラント補綴装置の解剖学である。

　さらに、現在、数百ものインプラントシステムが流通しているが、それぞれのパーツの互換性は多くない。そこで、他院で行われたインプラント治療に介入するには、システムを判別することがファーストステップで、もっとも重要なことになる。本巻では、上部構造としての補綴物以外のインプラント補綴装置の解剖学に則し、システムの判別基準を示すとともに、トラブルに対処できる便利ツールについても紹介する。

Vol.2　患者由来性合併症

　インプラント治療の対象は中年期以降に多く、わが国が超高齢社会に突入している現状では、今後さらに高齢患者に対するインプラント治療の機会も増加すると思われる。高齢者は糖尿病、高血圧、梗塞性疾患などに罹患していることが多く、医科と連携するとともに術者も基本的な医学知識を持つ必要がある。また、治療期間が長期にわたり、費用も高額になるインプラント治療では、患者の気質さらには経済的な背景などへの配慮も必要になってくる。

　そこで本巻では、これら患者に起因して生じるインプラントのトラブルについて詳述していく。

Vol.3　外科的合併症

　インプラント治療の成否を決める因子では、外科手術が占めるウエイトが大きい。インプラント治療の外科手技は、解剖学的な制限の中で、事前に計画されたインプラントポジションを正確に反映し、かつ確実な初期固定を得ることから始まる。その際に起こる神経麻痺や異常出血など、通常の埋入で起こるトラブルや、抜歯後即時埋入に関するトラブルにも詳述する。また、硬組織の造成にも、トラブルを起こしにくい正しい手法が求められる。本巻では、日常臨床で遭遇するインプラント外科基本手技から、サイナスリフトやGBRなどの難易度の高い骨造成術などにおいて経験したトラブルを挙げ、外科処置に対する生体反応から原因を考察しそのリカバリーまでを詳述する。

Forewords

Vol.4 補綴・技工的合併症

インプラント補綴は欠損補綴の1つであるが、インプラントは天然歯と異なり、歯根膜が存在しないという特徴をもっている。ゆえにインプラント上部構造、とくに築盛材料の破損は、日常臨床において極めて発現頻度の高い合併症であるとされている。本巻ではこれを回避するべく、構造力学や咬合力に配慮した補綴設計や埋入ポジションの決定方法を詳述していく。さらに近年では、各種マテリアルやCAD/CAM技術の進歩により、技工方法も多くのバリエーションが開発されている。そこでインプラント上部構造にはどのような技工方法があり、どのように応用できるのか、どこにリスクがあり、またどうすればトラブルを回避できるのかについてもわかりやすく解説していく。

Vol.5 審美的合併症

審美領域へのインプラント補綴は難易度が高い。機能的な回復に重点を置く臼歯部に比べ、審美領域では審美の回復がアドオンされ、その永続性が求められる。治療結果に対する患者の期待度もきわめて高く、インプラント治療であれば、失われた歯および周囲組織は、自分が本来持つ姿と寸分たがわず回復されるものと患者は思っていることが多い。しかし審美領域では、骨の喪失状態や歯肉の厚みといった患者固有の解剖学的なリスクファクターが、治療の成否に大きな影響を及ぼす。さらに、インプラント埋入時に求められる正しいプラットフォームの位置や硬・軟組織のマネージメントなど、審美領域でのトラブルへの対応は、トラブルヘキサゴンのすべてがかかわってくる。そこで本巻ではすべての視点を超越し、審美領域という部位で起こるトラブルについて述べていく。

Vol.6 生物学的合併症

生物学的な合併症でもっとも問題になるのはインプラント周囲疾患によるトラブルである。インプラント周囲疾患は未だ不明な点も多く、現在世界中でその治療法が議論されているがコンセンサスが得られるには至っていない。天然歯に備わる結合組織性の付着をもたないインプラントでは、いったんバクテリアによる感染が生じると、その進行を阻止することは困難であるとされている。インプラント周囲疾患は患者の清掃状態、歯周炎の既往、喫煙、全身疾患、メインテナンスなど患者側の要因だけで起こるのではなく、インプラントポジションやアバットメントと上部構造との連結様式や、その形態、材質、またインプラント表面性状など、術者およびインプラントシステム側の要因もかかわってくる。そこで、本巻ではインプラントと骨、インプラントと軟組織のそれぞれの界面では何が起こっているのか、さらに、インプラント周囲炎に対する対処方法や、その問題点についてもトラブル症例を提示して詳述する。

最後に、インプラント治療におけるトラブルは、必ずしもわれわれが考えたトラブルヘキサゴンのいずれか一つに当てはまるものではない。したがって、このヘキサゴンはあくまで6つの視点という、トラブルの原因を究明するための切り口のひとつである。これから、インプラント治療におけるトラブルを全6巻に分け、それぞれの視点から詳しく述べていくが、すべての視点からインプラント治療を見なおしたときに、読者のインプラント治療の精度が飛躍的に向上していれば幸いである。

2019年3月吉日
SAFE 運営委員長　米澤大地

推薦 Recommendation

　インプラント治療の失敗例を呈示し原因を究明し対策を講じる内容を本にすることはある意味非常に勇気のいることであり、世界に類を見ない。また、それがVol. 4巻までになっているからより一層驚かされる。これにより、かなり多くの先生方の助けになっているだろうことは論を待たない。

　インプラント治療に限らず歯科治療全体に言える事は全てが成功することは限らなく何らかの問題をいくつか引き起こすということである。その時期がいつかというのが一番重要である。患医両者がある程度の納得する期間が必要である。

　さて、今回のSAFEは6章からなり、さまざまなトラブルおよびその対処法が網羅されている。第1章はインプラント、クラウン、ブリッジのトラブルである。特にここで取り上げられているのはオープンコンタクトである。この問題は私自身も悩まされていることではっきり言って明快な解答はない。ここでSAFEは治療時患者に何らかの形で再治療の可能性についてインフォメーションを伝えておくべきとのこと。まさにこれしか現在思いつかない。第2章アバットメントのトラブルは、ジルコニアアバットメントの形状について警鐘を鳴らしている。第3章インプラント・オーバーデンチャーについては、構造力学を考慮していないためインプラントに負担がかかる事を中心にデンチャーの設計にも言及し、多くの症例呈示がある。第4章は咬合についてであるが基本的に上部構造のトラブル、また、患者の習癖（クレンチング、ブラキシズム等）による注意点に長期症例により言及している。この解決策も難しくスプリントの装着以外、現在考えられない。第5章治療計画および補綴設計について、インプラントの埋入位置と上部構造の相互トラブルに着目している。この章で総合的な見方がこの書らしく素晴らしい。最後に第6章デジタルデンティストリーのトラブルについて述べているが、デジタルの普及をとらえていち早くさまざまな問題提議をしている。今後、この分野はさらに発展し、それに伴いまた問題が起きるであろうことが想像され、多くのページをさかなければならないだろう。

　このように、ありとあらゆる角度からインプラントの問題点を追求し、また対処法を述べているこの書は歯科医に大いなる解答集を呈示しインプラント治療に再考と希望を与えている。

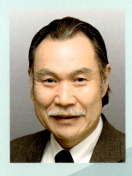

2019年3月吉日
原宿デンタルオフィス院長／日本臨床歯科医学会理事長
山﨑長郎

インプラント療法の適用に際しては、外科術式に重きを置く歯科医師は多い。衛生環境あるいは組織侵襲などの観念の欠落は、オッセオインテグレーションの獲得を危ういものとしそれ以降の修復を不可能にするが、長期にわたる良好なQOLの維持のためには補綴学的配慮は欠かせない。人造物は経年的な材質の劣化に加えて、長期間にわたる力の累積による疲労は不可避であり、それはインプラント療法にも当てはまる。一般的には十年未満の耐用年数を目途とし、しかも交換、修理が容易な自動車などと異なり、オッセオインテグレーションを呈するインプラントではより先を見据えた治療に重きをおくべきであろう。

　上部構造をはじめとし、生命を持たない工業製品であるインプラントのコンポーネントに対して、それが置かれている生体組織は経年的に必ず変化していく。本巻の内容の多くが、力に関連したものであることを再確認していただきたい。すなわち、診査、診断に基づく治療計画の立案の時点から、その後に何が起こりそうか、そしてインプラント療法においては何が一番大切なユニットなのかを理解し、それを守ることで患者の負担を最小限に抑えられる術を本書は示唆してくれている。

　旧くから医学は、失敗あるいは問題点を礎に進化、発展を遂げてきたことに異論を唱える医療従事者は居ないであろう。見方を変えるならば、その陰には数多くの犠牲者が存在した訳で、後続の医療従事者は先人のそのような轍を踏まないようにすべきであり、それが科学であろう。しかしながら、現実には同じ過ちが繰り返されている。本書では、ご自身の症例でなくとも多くの優れた臨床家が直面してきた問題点が取り上げられ、それに対してインプラント療法に造詣が深い歯科医師が見解を述べられて、そのような問題点を再び起こさないための策にまで触れられている。本書を座右に置き絶えず反復学習を行い、ご自身の大切な患者には同じ苦しみを与えないで済むような力を付けていただきたい。インプラント療法は、先達が確立してきた原点を尊重して適用されるならば、多くの患者に長期間にわたる健康ならびに知的活動を含めた好ましいQOLの維持に貢献できることが知られている。遠い先を見据えるために、本書を大いに活用していただきたい。

2019年3月吉日
ブローネマルク・オッセオインテグレイション・センター
小宮山 彌太郎

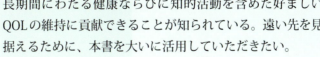

目次 Contents

SAFE Troubleshooting Guide とは？   6

トラブルヘキサゴンとは？   8

巻頭特別企画

デジタルワークフローで生じる
口腔内スキャナー（IOS）と
CBCT のトラブルに関する
文献レビュー

黒嶋伸一郎 / 澤瀬　隆   20

1章 インプラントクラウン・ブリッジのトラブル
     32

1-1 補綴装置の破折
硬質レジン前装冠の破損に対する CAD/CAM ジルコニアクラウンでのリカバリー   34

1-2 補綴装置の破折
オールセラミッククラウンのチッピングに対するメタルセラミッククラウンでのリカバリー   38

1-3 オープンコンタクト
天然歯とインプラント補綴装置との隣接面コンタクトの離開の対処   42

1-4 オープンコンタクト
インプラント間補綴装置の隣接面コンタクトの離開をどう考えるのか？   46

1-5 フレームワークの破折
チタンベースとの接合部における薄いジルコニアの強度不足への対応   50

2章 インプラントアバットメントのトラブル

54

2-1
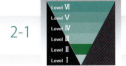
アバットメントの破折
フルジルコニアアバットメントの破折に対するチタンベースのジルコニアアバットメントのリカバリー
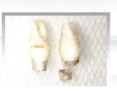
56

2-2
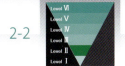
アバットメントの不適合
非純正アバットメント境界部の瘻孔に対する純正アバットメント交換での対応
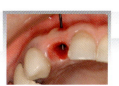
60

2-3
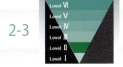
アバットメントの緩み
セメント固定時のアバットメントスクリューの緩みへの対応
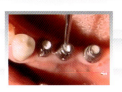
64

2-4
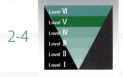
アバットメントの破折
アバットメントの破折に対しインプラントの撤去・再埋入による対応
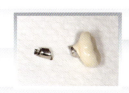
68

目次 Contents

3章 インプラントオーバーデンチャーのトラブル　72

3-1 ヒーリングアバットメントの破折
スクリューのリペアキットでの除去対応 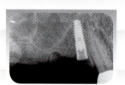　74

3-2 アタッチメントの着脱困難、違和感
バーアタッチメントから磁性アタッチメントへの変更 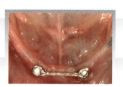　78

3-3 リテンションディスクの変形
維持力が一段階低いリテンションディスクの交換での対応 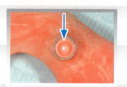　82

3-4  オーバーデンチャーの破折
頑強なワイヤーをアタッチメント近傍に追加しての修理 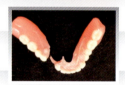　86

3-5 顎位のズレ
オーバーデンチャーに問題が起きた場合の治療用義歯の活用法 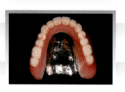　90

3-6 磁性アタッチメントの破損
不良インプラントを避けてインプラント2本追加埋入でのリカバリー 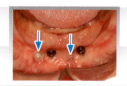　94

4章 インプラント咬合のトラブル

98

4-1	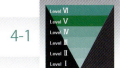	インプラントの破折 **ダイレクトスクリューによる インプラント補綴の脱離および インプラント破折のリカバリー**	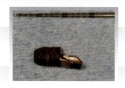	100
4-2	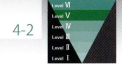	咬合圧力に対する考慮不足 **インプラント補綴が対合無髄歯に 影響を与えた症例**	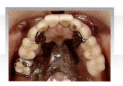	104
4-3	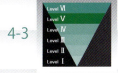	オーバーロード **複数のリスクファクターによる インプラント喪失への対応**	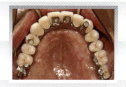	108
4-4	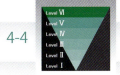	オーバーロード **ヘビークレンチングによる インプラント喪失への対応**	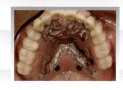	112

目次 Contents

5章 欠損補綴設計・治療計画のトラブル　116

5-1	補綴スペースの問題 **クリアランス不足を ゴールド単冠処理スクリュー固定で リカバリー**	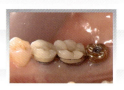	118
5-2	埋入ポジション不良 **アクセスホールポジショニングの問題への 補綴的リカバリー**	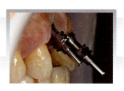	122
5-3	埋入ポジション不良 **矯正治療困難症例の補綴的リカバリー**	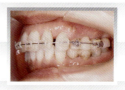	126
5-4	 埋入ポジション不良 **不良インプラントポジションによる 歯列狭窄への補綴的リカバリー**	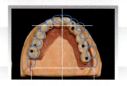	130
5-5	埋入ポジション不良 **補綴形態の変更でのリカバリー**	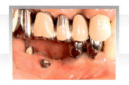	134
5-6	埋入ポジション不良 **アクセスホールポジショニングの問題への 外科的・補綴的リカバリー**	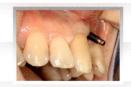	138

6章 デジタルデンティストリーのトラブル　142

6-1　　インプラントにおける光学印象のエラー
**口腔内スキャナーを用いた
ロングスパン症例における精度検証**　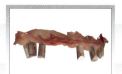　144

6-2　　インプラントにおける光学印象のエラー
**単独歯欠損のインプラントにおける
口腔内スキャナーの誤差**　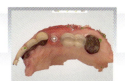　148

6-3　　インプラントにおける光学印象のエラー
**複数歯欠損のインプラントにおける
口腔内スキャナーの誤差**　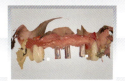　152

6-4　　インプラントにおける光学印象のエラー
**スキャンボディーの頻回使用による
形態の劣化**　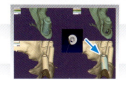　156

巻末特別企画　デジタル製品ワークフロー　160

X800 ／ TRIOS3 ／ CREC ommnicam/MCX＆MCXL プレミアム
コンパクトスキャン／カタナ デンタルスキャナー E シリーズ／
DWX-52D ／ DWS-020D ／ SPI システム　162

MORITA

監著者および執筆者

監著者

本多正明　（大阪府開業：本多歯科医院）

伊藤雄策　（大阪府開業：伊藤歯科医院）

大森有樹　（大阪府開業：大森歯科医院）

山脇将貴　（岡山県開業：山脇歯科）

田中一茂　（大阪府開業：たなか歯科クリニック）

丸尾勝一郎（東京都開業：三軒茶屋マルオ歯科）

一柳通宣　（デンテックインターナショル株式会社）

執筆者

飯田高久（大阪府開業：飯田歯科）

大月基弘（大阪府開業：DUO 大阪歯科医院）

岡崎英起（大阪府開業：岡崎歯科）

奥田浩規（兵庫県開業：奥田歯科医院）

黒嶋伸一郎（長崎大学生命医科学域　口腔インプラント学分野　准教授）

高津充雄（大阪府開業：こうつ歯科クリニック）

澤瀬　隆（長崎大学生命医科学域　口腔インプラント学分野　教授）

中居伸行（京都府開業：なかい歯科）

野阪泰弘（兵庫県開業：野阪口腔外科クリニック）

松田博文（奈良県開業：松田歯科医院）

宗像源博（昭和大学歯科病院　インプラント歯科　診療科長　准教授）

吉竹賢祐（大阪府開業：吉竹歯科医院）

米澤大地（兵庫県開業：米澤歯科醫院）

和田誠大（大阪大学大学院歯学研究科　顎口腔機能再建学講座　有床義歯補綴学・高齢者歯科学分野　講師）

デジタルワークフローで生じる口腔内スキャナー（IOS）とCBCTのトラブルに関する文献レビュー

黒嶋伸一郎
澤瀬　隆

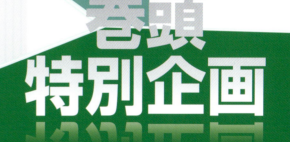

巻頭特別企画

デジタルワークフローで生じる口腔内スキャナー(IOS)とCBCTのトラブルに関する文献レビュー

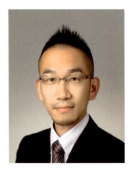
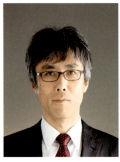

黒嶋伸一郎 Kuroshima Shinichiro
長崎大学生命医科学域　口腔インプラント学分野　准教授

澤瀬　隆 Sawase Takashi
長崎大学生命医科学域　口腔インプラント学分野　教授

1　はじめに

　歯科インプラント治療は、失われた歯や歯列を回復して咀嚼障害や審美障害を改善できる、予知性の高い治療術式であることが多くの論文で示されている。その反面、外科的合併症、生物学的合併症や機械的(技術的)合併症のような種々のトラブルから逃れられない治療術式であり、長い年月を経て、合併症の内訳やその発現頻度が明らかにされている。
　一方、デジタルデンティストリー(digital dentistry)は、著者らが調べる限り1999年にPubMedにはじめて登場した専門用語であるようだ[1]が、今や治療計画からインプラント補綴装置の製作に至るまで、歯科インプラント治療の多くのステップに欠かせない存在となっている。デジタルデンティストリーには多くの期待が寄せられている一方で、発展途上の学問であることから未解決の問題やトラブルを抱えているのが現状である。
　そこで本稿では、デジタルデンティストリーの一端を担う口腔内スキャナー(intraoral scanner：IOS)に焦点を当てるとともに、コーンビームコンピューター断層撮影法(cone beam computed tomography：CBCT)についても、問題点やトラブルについて文献的に解説していこうと思う。

2　IOSとCBCTはインプラント治療のどの段階で使用され、いつ問題(トラブル)が生じるのか

　図1に示すように、IOSとCBCTは主として、診査／診断／治療計画の立案、サージカルガイドの製作、ならびにインプラント補綴で使用され、この際に種々の問題(トラブル)が起こると考えられる(図1)。
　"intraoral scanner"と"implant"のキーワード検索によりPubMedから導き出される論文(両者の単語を含んでいる論文)は2011年が最初のようであり、インプラント治療のIOSに関する科学的根拠は、わずかに7年前から報告され始めたに過ぎない[2]。したがって、治療上のトラブルに関する論文はほとんど認められず、どちらかといえば問題点を抽出する段階であると判断できる。一方、デジタルワークフローの中におけるCBCTに関しては、

デジタルワークフローで生じる口腔内スキャナー(IOS)とCBCTのトラブルに関する文献レビュー

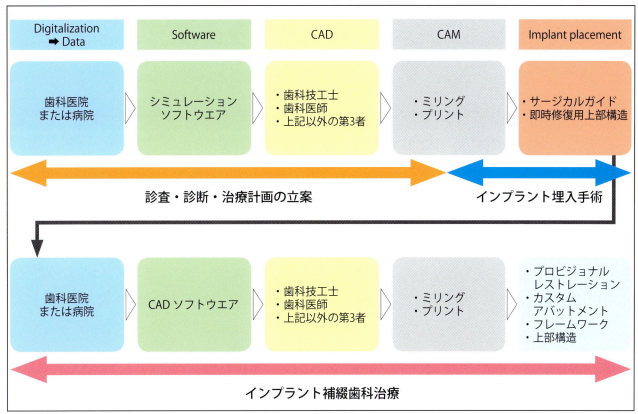

図1　インプラント歯学におけるデジタル処理過程。

2007年から2009年にかけて PubMed に論文が登場しており[3~5]、こちらも新しい分野であるといえよう。したがって、IOS と CBCT に関して、少ない文献の中から重要と思われる論文を抽出し、それぞれの問題点(トラブル含む)を解説する。

3　IOSの何がどのように問題(トラブル)となるのか

まず初めに IOS について、何がどのように問題(トラブル)となるのかを見てみよう。IOS に関する論文を検索して問題の抽出を試みた結果、IOS には表1にまとめた問題点(トラブル)があることがわかった(表1)。そこで、それぞれについて解説する。

3-1　精確さ(真度+精度)に関する問題

精確さ(accuracy)という単語を聞いたことがあるだろうか。厳密に述べると、精確さとは真度(trueness)と精度(precision)を合わせたもので、国際標準化機構5725と日本工業規格 Z 8402に掲載されている(図2)。それでは、インプラント治療の IOS における真度(trueness)と精度(precision)とは一体何であろうか。2018年の IOS の精確さに関するシステマティックレビューによれば、真度とは、「IOS

表1　IOSの問題点に影響を与える可能性がある因子

1. 精確さ(真度+精度)に関する問題
(1)　デジタル印象の質
(2)　IOS の違いとインプラントの埋入本数
(3)　術者の臨床経験
(4)　スキャンボディ
(5)　インプラントの埋入角度と埋入深度
2. コストに関する問題
3. 治療時間に関する問題

巻頭特別企画

精確さ＝
真度(trueness)
＋精度(precision)

(国際標準化機構5および日本工業規格 Z8402より)

図2　精確さの定義。

真度：IOS によるバーチャルモデルと(他の方法などで製作された)参考のバーチャルモデルを比較して、参考とするバーチャルモデルからどの程度逸脱しているか

精度：同じ IOS システムにより作成されたバーチャルモデル同士に再現性があるか

図3　インプラント治療における IOS における真度(trueness)と精度(precision)の定義。

によるバーチャルモデルと(他の方法などで作成された)参考のバーチャルモデルを比較して、参考とするバーチャルモデルからどのくらい逸脱しているか」ということを意味しており、精度とは、「同じIOS システムにより作成されたバーチャルモデル同士に再現性があるか」ということを意味している(図3)[6]。それでは精確さは何に影響を受けて問題(トラブル)を発生させるのだろうか。その要素についてさらに詳しく解説する[7]。

3-1①　精確さ(真度＋精度)に影響を与える因子1《デジタル印象の質[8]》

現在の IOS は非常に多くの高密度なポイントクラウド(コンピュータで扱う点の集合体。座標をもつ)データを作り出せる。だが、もっとも難しいことは、口腔スキャンと関連した問題を生み出すノイズと輪郭(患者の動き、良くない視界と明るさ、高い反射率、限局された被写界深度と焦点距離を含む)を抑制することである。このためにソフトウエアアルゴリズムは、再構築段階か後処理段階のどちらかにおいて、ポイントクラウドの精確な結合とノイズ除去を行えなければならない。また、低い解像度は広範囲のエラーを増大させる[9]一方、解像度を高くしてスキャンすれば、IOS コストが高く、スキャンプロセスが遅くなり大量のメモリーを使用する必要

性があることから、臨床的には現実的ではないと思われる。

また、再構築段階における最大の問題点は無歯顎患者で起こる。無歯顎患者では、スキャン表面に特徴ある部位のデータポイントや、ポイントクラウド間の参考ポイントの質が低いため、イメージが適切に連結されず、不精確でノイズの多い結果を生じる。デジタルワークフローでは小さなエラーでも蓄積が起こり、本来のインプラント埋入位置が誤って再現されることになってしまう。

3-1②　精確さ(真度＋精度)に影響を与える因子2《IOS の種類とインプラントの埋入本数》

IOS の種類の違いを真度と精度で比較した2本の研究論文がある[10,11]。2本とも同一著者であるが、より新しい研究を紹介する。3本のインプラントが埋入された部分無歯顎模型と6本のインプラントが埋入された無歯顎模型を使用し、同一のスキャンボディ(後述)を使用して4種類の IOS でスキャンを行い、その真度と精度を比較した(表2-a、b)。その結果、6本のインプラントが埋入された無歯顎模型(表2-b)の方が3本のインプラントが埋入された部分無歯顎模型(表2-a)よりも真度と精度が有意に悪いことがわかった。さらに部分無歯顎模型であっても無歯顎模型であっても、IOS の種類で真度

デジタルワークフローで生じる口腔内スキャナー(IOS)とCBCTのトラブルに関する文献レビュー

表2-a　部分無歯顎模型でのIOS種類別真度(Trueness)および精度(Precision)

	IOSの種類	真度(Trueness)	精度(Precision)
①	CS3600 (Carestream Dental 社)	45.8±1.6μm (②③④と有意差あり)	24.8±4.6μm (IOS間での統計学的有意差を認めない)
②	Trios3 (3 shape 社)	50.2±2.5μm (①③④と有意差あり)	24.5±3.7μm (IOS間での統計学的有意差を認めない)
③	Omnicam (デンツプライシロナ社)	58.8±1.6μm (①②と有意差あり)	26.3±1.5μm (IOS間での統計学的有意差を認めない)
④	TrueDefinition (3 M 社)	61.4±3.0μm (①②と有意差あり)	19.5±3.1μm (IOS間での統計学的有意差を認めない)

いずれのIOSにおいても、真度および精度は無歯顎模型のもの(表2-b)よりも有意に優れる。

表2-b　無歯顎模型でのIOS種類別真度(Trueness)および精度(Precision)

	IOSの種類	真度(Trueness)	精度(Precision)
⑤	CS3600 (Carestream Dental 社)	60.6±11.7μm (⑧と有意差あり)	65.5±16.7μm (IOS間での統計学的有意差を認めない)
⑥	Trios3 (3 shape 社)	67.2±6.9μm (⑧と有意差あり)	31.5±9.8μm (IOS間での統計学的有意差を認めない)
⑦	Omnicam (デンツプライシロナ社)	66.4±3.9μm (⑧と有意差あり)	57.2±9.1μm (IOS間での統計学的有意差を認めない)
⑧	TrueDefinition (3 M 社)	106.4±23.1μm (⑤⑥⑦と有意差あり)	75.3±43.8μm (IOS間での統計学的有意差を認めない)

には大きな違いがあるが、精度には統計学的有意差が認められないことがわかった。

ここでもうひとつの疑問が出てくる。それは、IOS同士に有意差があっても、実は臨床的には許容範囲内ではないか？　ということである。そこで、上部構造がどの程度ミスフィットしていると問題があるのかを検索した。過去の2本の論文では、フレームとアバットメントに30～150μmの誤差が生じると生物学的および機械的合併症が多いことが報告されている[12,13]。一方、インプラントは骨組織内で最大50μmまで動揺する可能性が報告されている[14]。以上から、各インプラントには最大で50μm

のミスフィットが許容されると予想されている[15]。

先ほども述べた通り、現時点ではIOSによるデジタル印象の精確さはIOSの種類により統計学的有意性をもって異なっており、特に真度が問題となっていることがわかった。また無歯顎における複数本のインプラントで測定値が50μmを大きく超えているIOSも存在しており、IOSの種類によっては最終上部構造の適合性に問題を惹起し、最終的には生物学的合併症や機械的(技術的)合併症を誘発するリスクを持っていることがわかった。

巻頭特別企画

表3　販売されているスキャンボディ一覧（参考文献8より引用・改変）

製造メーカー	Dentsply	DESS	Core-3D	Elos	NT-Trading	Medentika	Biohorizons	Zimmer
スキャナー	全機種	全機種	全機種	全機種	全機種	全機種	トリオス	全機種
CADソフトウェア	専用ソフト	すべて対応	すべて対応	すべて対応	すべて対応	すべて対応	3shape	すべて対応
スキャンボディの材質	PEEK[1]	PEEK[1]	PEEK[1]	PEEK[1]	PEEK[1]	チタン	PEEK[1]	PEEK[1]
接合部表面の材質	メタル	PEEK[1]	PEEK[1]	チタン	メタル	チタン	PEEK[1]	チタン
形状	メタル先端がボール状でフラットシリンダータイプ	三角形の領域が付与されたシリンダータイプ	テーパーの付与されたシリンダータイプ	角度付き部分のあるシリンダータイプ	四角形のタイプ	フラットシリンダータイプ	円錐形タイプ	フラットシリンダータイプ
推奨トルク値	手締め	手締め	手締め	最大5Ncm	最大10Ncm	手締め	手締め	手締め
再利用	何度でも再利用可能	単回使用	FPD[2]は10回まで、単冠は20回まで使用可能	100回（最大2年間）	単回使用	何度でも再利用可能	単回使用	単回使用

[1]PEEK：ポリエーテルエーテルケトン（Poly Ether Ether Ketone）
[2]FPD：ブリッジ（fixed partial denture）

3-1③　精確さ（真度＋精度）に影響を与える因子2
　　　《術者の臨床経験》

　通法の印象採得でもIOSのデジタル印象でも術者の臨床経験が関係するように感じるが、実際にはどうだろうか。複数の論文によれば、通法によるインプラント印象で製作された上部構造に関しては、X線的にその適合性には有意差がなく、術者の臨床経験は関係がなかったという報告が多く存在する。一方、術者の臨床経験とIOSによるデジタル印象を比較した4本のうち3本の論文では、IOSによるデジタル印象に術者の臨床経験は関係ないことを報告し[16〜18]、1本の論文で術者の臨床経験が長い方

デジタルワークフローで生じる口腔内スキャナー(IOS)とCBCTのトラブルに関する文献レビュー

がIOSによるデジタル印象の精確さが優れていたことが報告されている[19]。以上より、現時点では術者の臨床経験はIOSによるデジタル印象の精確さに問題を与える可能性があると思われる。

3-1④ 精確さ(真度＋精度)に影響を与える因子4 《スキャンボディ[8]》

スキャンボディ(intraoral scan body：ISB、表3)は、埋入されたインプラントの位置情報を明示する部品であり、IOSのデジタル印象に欠かせない。1994年、世界で初めてインプラントの埋入位置を写真計測で三次元的に把握する方法が紹介され[20]、2004年に初めてデジタルスキャンが可能なコンポーネントが紹介された[21]。しかしながら、現在ISBは多くのメーカーからさまざまな形態で販売されており、ISBを介したIOSによるデジタル印象の精確さについては不明な点が多いようである。一般的に、丸く滑らかで不透明な表面のISBは、光沢があり粗造で半透明な表面のISBと比較して口腔内ではスキャンしやすいことが報告されてる[19,22~28]。

ISBに関するシステマティックレビューによると[8]、ISBを用いたISOによるデジタル印象と通常の印象採得の精確さは同程度であることが明らかにされているが、設置されるISB同士の距離、インプラントの埋入深度、ならびにスキャン部位は、複数のISBを用いたデジタル印象の精確さに影響を与える要因となることが報告されている。また、ISBの締め付けトルクが大きい場合、あるメーカーのISBでは位置の誤差がもたらされるが、繰り返しの着脱は精確さに悪影響を与えないことなども報告されている。

しかしながらこのシステマティックレビューは、包含基準を満たした論文が少ないためにメタ分析が行われておらず、さらに包含基準や除外基準もほとんど存在しなかったことから、ISBがIOSのデジタル印象に与える影響に関する科学的根拠はほとんどないのが現状であろう。

3-1⑤ 精確さ(真度＋精度)に影響を与える因子5 《インプラントの埋入角度と埋入深度》

傾斜埋入されたインプラント印象の精確さはどうだろうか。通常の印象採得では、傾斜埋入されたインプラント印象の精確さが有意に劣るという報告と劣らないという報告があり、研究により一定していない。しかしながらIOSを用いると、傾斜埋入されたインプラントは通常の方向に埋入されたインプラントと同程度に高い精確さで印象が可能であることが明らかにされている。また、埋入深度が異なったインプラントに対するIOSの精確さも比較されているが、ある条件においては、埋入深度は印象の精確さに影響を与えないことがわかった[16~19]。以上から、特定のIOSとISBを用いれば、傾斜埋入されたインプラントや深く埋入されたインプラントに対してIOSによるデジタル印象は問題やトラブルを起こさないことがわかった。

以上、IOSのデジタル印象に焦点を当ててきたが、臨床研究における最大の問題点は、IOSによる印象の精確さを評価するための適切なプロトコルがない(特に、IOSから得られたデータの比較対象となる参考モデルが適正ではない)ということである。さらに、IOSを用いたデジタルワークフローと通常フローによるインプラント印象に対する精確さに関しては、臨床的な推奨事項やクリニカルガイドラインを提供できる科学的根拠はないと結論づけられているため、臨床におけるIOSによるデジタル印象の精確さについては多くの課題が残されているといえよう[7]。

3-2 コストに関する問題

歯科インプラント治療は、天然歯に支持された補綴装置を提供する治療と比較して有意にコストがかかる[29]。日本においても保険で適用されるような特殊な場合を除き、インプラント治療の方が高いコストであることは明らかであるが、インプラント支持型上部構造におけるコスト解析は複雑なため、文献

巻頭特別企画

は極端に少ない。それでは、デジタルワークフローについてコスト解析をした論文は存在するのだろうか。文献を検索した結果、2015年に、デジタルワークフローと通法で製作されたインプラント支持型単冠のコストに関するスウェーデンの前向きコホート研究が行われていた。それによると、通常の方法で印象採得を行って模型を製作後に上部構造を提供するフローと比較して、IOSを用いたデジタルワークフローで上部構造を提供する方が、歯科医院レベルでも技工所レベルでも有意にコストを抑えられ、全体として18%もコストを抑えられることがわかった[30]。すなわち、コストの点からはデジタルワークフローの方が優れているように見える。しかしながら、デジタルワークフローを達成するためには当然IOSや周辺機器等の購入が必要不可欠であり、ソフトウェアのアップデートやメインテナンスに関連した費用も永続的に必要であることを忘れてはならない。一方、通法通りに印象採得を行って模型製作をするフローにも種々の装置や材料が必要であるが、これら別々の術式に対するコストの計算は困難であることが示されている[31]。IOSによるデジタルワークフローはインプラント歯学における新技術であり、コスト面については課題があると考えてよいであろう。

3-3　治療時間に関する問題

IOSの使用は治療時間にどのような影響を与えるだろうか。治療時間に関する2018年のシステマティックレビューでは、インプラント支持型単冠と4本のインプラントによるフルブリッジについて、通法による印象採得とIOSによるデジタル印象を行い、必要な治療時間が比較されていた。インプラント支持型単冠のためのIOSによるデジタル印象には6.65分〜19.8分必要で、通法の印象採得には12.2分〜17.9分必要だった（シリコン印象によるインプラント部の印象と対合歯のアルジネート印象にシリコンによる咬合採得を行っていた）。さらにその後の技工操作では、模型を製作せずにモノリシッ

クCAD/CAMクラウンを製作するための作業時間が46.8分〜54.5分であったのに対し、通法の技工作業による陶材焼付鋳造冠を製作するための平均作業時間は189.8分であった。さらに患者への装着時間は、IOSによるデジタル印象で製作されたモノリシックCAD/CAMクラウンで7.3〜7.4分であったのに対し、通法による印象採得で作成された陶材焼付鋳造冠で15.3分必要であったことが報告されている[32]。

一方、4本のインプラントによるフルブリッジ（上顎17例、下顎13例）において、IOSによるデジタル印象（スキャンボディの取り外し、スキャン、咬合採得を含むが、対合歯の印象は含まない）では7.95分必要で、通法による印象採得（インプレッションコーピングの取り外し、印象、インプレッションコーピングとアナログの連結を含む）では18.38分必要だった[32]。

以上より、IOSの使用は、その後の技工作業から患者への装着までその時間を短縮することが可能で、現時点では患者に問題（トラブル）を引き起こさないことが明らかとなった。

4　CBCTの何がどのように問題（トラブル）となるのか

今やCBCTは、インプラント治療に欠かせないことに異論はないと思われるが、デジタルワークフローの観点からとらえたCBCTにはどのような問題（トラブル）があるだろう。CBCTから得られたdigital imaging and communication in medicine（DICOM）データは、IOSによるデジタル印象から得られたstandard triangulated language（STL）データ、もしくは通常の印象採得により作成された模型をスキャンして得られたSTLデータと重ね合わせ（superimposition）を行い、診査・診断・治療計画の立案を経てサージカルガイド作製に使用される（図1）。しかし、いかに綿密な計画を立ててインプラント埋入位置をシミュレーションしても、DICOMデータとSTLデータの重ね合わせが不十分であれば、CAD/CAMで作製されたサージカルガイドは

デジタルワークフローで生じる口腔内スキャナー(IOS)とCBCTのトラブルに関する文献レビュー

不十分となり、時に大きな医療事故を招く恐れもある。そこで、この単元では、DICOM データと STL データの重ね合わせにどの程度の誤差があるかを検索した。

2016年の研究では、36名の患者を用いて、CBCT撮影と IOS による口腔内スキャンが行われ、プランニングソフトが用いられた[33]。CBCT データは、ソフトウェアのデフォルト設定か、もしくは 4 名の評価者による手作業で三次元的な解剖学的モデルに再構築され、それぞれの評価者が解剖学的ランドマークを参考にしながら CBCT と口腔内スキャンモデルを重ね合わせ、その誤差を計測した。その結果、デフォルト設定使用群と評価者による手作業群における CBCT と口腔内スキャンモデルの誤差はそれぞれ0.69 mm(最大24.8 mm)と0.4 mm(最大9.1 mm)だった。また、口腔内に存在する金属修復物の数でその誤差を評価した結果、金属修復物が増加するに伴い CBCT と口腔内スキャンモデルの誤差は増加した(0 ～ 2 個：0.36 mm、 3 ～ 5 個：0.43 mm、 6 ～ 8 個：0.67 mm、 8 個以上：1.01 mm)。これらを統計解析した結果、再構築方法(デフォルト設定 vs. 手作業)、評価者の違い、ならびに口腔内に存在する金属修復物の数は、CBCT と口腔内スキャンモデルの誤差に統計学的有意差を与えるという結果であった。

一方、インプラント治療計画に関連した CBCT イメージにおける直線的測定の精確さを評価するシステマティックレビューを見ると[34]、測定結果には広範囲の誤差が認められ、その中でもボクセルサイズが0.3～0.4 mm だとインプラントの治療計画として許容できる診断の質を担保できることがわかった。しかしながら、ボクセルサイズを小さくしても精確さを増すことはないことが明らかとなった。

以上より、CBCT を使用する際には 2 mm の安全域を確保することを考慮すべきであり[34]、IOS や CBCT 自体に問題があるのではなく、人的要素が入ることで誤差が大きくなることが明らかとなった。DICOM データと STL データの重ね合わせによる誤差に関しては、治療計画の立案やサージカルガイドを用いたインプラント埋入手術において重大なインシデントやアクシデントを惹起するリスクがあるため、今後の大きな課題のひとつであると思われる。

5　おわりに

IOS を用いたデジタルインプラント歯学は発展途上の学問であり、本稿を読者が読み終わった時点で、上記内容は既にアップデートされているかもしれない。また、対象が機器やソフトウェアであるため、進化の速度や問題点の修正が予想以上に速いことも念頭に置くべきだろう。一方、私見となるが、日本が抱える大きな問題である超高齢社会での歯科治療においても、流動性のある材料を使用しない IOS によるデジタル印象は、患者にとって安全性の高い有益な方法であると推測される。デジタルインプラント歯学は今後さらに発展すると思われるが、質の高い研究から正確な情報を把握することが、問題点を整理しトラブルを回避できる最良の方法であると思われる。

参考文献

1. Schleyer TK. Digital dentistry in the computer age. J Am Dent Assoc 1999;130(12):1713-1720.

2. Lee CY, Ganz SD, Wong N, Suzuki JB. Use of cone beam computed tomography and a laser intraoral scanner in virtual dental implant surgery: part 1. Implant Dent 2012;21(4):265-271.

3. Heiland M, Pohlenz P, Blessmann M, Werle H, Fraederich M, Schmelzle R, Blake FA. Navigated implantation after microsurgical bone transfer using intraoperatively acquired cone-beam computed tomography data sets. Int J Oral Maxillofac Surg 2008;37(1):70-75.

4. Kim SH, Choi YS, Hwang EH, Chung KR, Kook YA, Nelson G. Surgical positioning of orthodontic mini-implants with guides fabricated on models replicated with cone-beam computed tomography. Am J Orthod Dentofacial Orthop 2007;131(4 Suppl):S82-S89.

5. Howerton WB Jr, Mora MA. Advancements in digital imaging: what is new and on the horizon? J Am Dent Assoc 2008;139 Suppl:20S-24S.

6. Abduo J, Elseyoufi M. Accuracy of Intraoral Scanners: A Systematic Review of Influencing Factors. Eur J Prosthodont Restor Dent 2018;26(3):101-121.

7. Flügge T, van der Meer WJ, Gonzalez BG, Vach K, Wismeijer D, Wang P. The accuracy of different dental impression techniques for implant-supported dental prostheses: A systematic review and meta-analysis. Clin Oral Implants Res 2018;29 Suppl 16:374-392.

8. Mizumoto RM, Yilmaz B. Intraoral scan bodies in implant dentistry: A systematic review. J Prosthet Dent 2018;120(3):343-352.

9. Pinto JM, Arrieta C, Andia ME, Uribe S, Ramos-Grez J, Vargas A, Irarrazaval P, Tejos C. Sensitivity analysis of geometric errors in additive manufacturing medical models. Med Eng Phys 2015;37(3):328-334.

10. Mangano FG, Veronesi G, Hauschild U, Mijiritsky E, Mangano C. Trueness and Precision of Four Intraoral Scanners in Oral Implantology: A Comparative in Vitro Study. PLoS One 2016;11(9):e0163107.

11. Imburgia M, Logozzo S, Hauschild U, Veronesi G, Mangano C, Mangano FG. Accuracy of four intraoral scanners in oral implantology: a comparative in vitro study. BMC Oral Health 2017;17(1):92.

12. Jemt T. Failures and complications in 391 consecutively inserted fixed prostheses supported by Brånemark implants in edentulous jaws: a study of treatment from the time of prosthesis placement to the first annual checkup. Int J Oral Maxillofac Implants 1991;6(3):270-276.

13. Klineberg IJ, Murray GM. Design of superstructures for osseointegrated fixtures. Swed Dent J Suppl 1985;28:63-69.

14. Kim Y, Oh TJ, Misch CE, Wang HL. Occlusal considerations in implant therapy: clinical guidelines with biomechanical rationale. Clin Oral Implants Res 2005;16(1):26-35.

15. Andriessen FS, Rijkens DR, van der Meer WJ, Wismeijer DW. Applicability and accuracy of an intraoral scanner for scanning multiple implants in edentulous mandibles: a pilot study. J Prosthet Dent 2014;111(3):186-194.

16. Giménez B, Özcan M, Martínez-Rus F, Pradíes G. Accuracy of a digital impression system based on active wavefront sampling technology for implants considering operator experience, implant angulation, and depth. Clin Implant Dent Relat Res 2015;17 Suppl 1:e54-e64.

17. Giménez B, Pradíes G, Martínez-Rus F, Özcan M. Accuracy of two digital implant impression systems based on confocal microscopy with variations in customized software and clinical parameters. Int J Oral Maxillofac Implants 2015;30(1):56-64.

18. Giménez B, Özcan M, Martínez-Rus F, Pradíes G. Accuracy of a Digital Impression System Based on Active Triangulation Technology With Blue Light for Implants: Effect of Clinically Relevant Parameters. Implant Dent 2015;24(5):498-504.

デジタルワークフローで生じる口腔内スキャナー(IOS)とCBCTの
トラブルに関する文献レビュー

19. Giménez B, Özcan M, Martínez-Rus F, Pradíes G. Accuracy of a digital impression system based on parallel confocal laser technology for implants with consideration of operator experience and implant angulation and depth. Int J Oral Maxillofac Implants 2014;29(4):853-862.

20. Lie A, Jemt T. Photogrammetric measurements of implant positions. Description of a technique to determine the fit between implants and superstructures. Clin Oral Implants Res 1994;5(1):30-36.

21. Wilk BL. Intraoral Digital Impressioning for Dental Implant Restorations Versus Traditional Implant Impression Techniques. Compend Contin Educ Dent 2015;36(7):529-530, 532-533.

22. Li H, Lyu P, Wang Y, Sun Y. Influence of object translucency on the scanning accuracy of a powder-free intraoral scanner: A laboratory study. J Prosthet Dent 2017;117(1):93-101.

23. González de Villaumbrosia P, Martínez-Rus F, García-Orejas A, Salido MP, Pradíes G. In vitro comparison of the accuracy (trueness and precision) of six extraoral dental scanners with different scanning technologies. J Prosthet Dent 2016;116(4):543-550.

24. Kurz M, Attin T, Mehl A. Influence of material surface on the scanning error of a powder-free 3D measuring system. Clin Oral Investig 2015;19(8):2035-2043.

25. Gimenez-Gonzalez B, Hassan B, Özcan M, Pradíes G. An In Vitro Study of Factors Influencing the Performance of Digital Intraoral Impressions Operating on Active Wavefront Sampling Technology with Multiple Implants in the Edentulous Maxilla. J Prosthodont 2017;26(8):650-655.

26. Chan DC, Chung AK, Haines J, Yau EH, Kuo CC. The accuracy of optical scanning: influence of convergence and die preparation. Oper 2011;36(5):486-491.

27. Wismeijer D, Mans R, van Genuchten M, Reijers HA. Patients' preferences when comparing analogue implant impressions using a polyether impression material versus digital impressions (Intraoral Scan) of dental implants. Clin Oral Implants Res 2014;25(10):1113-1118.

28. Lin WS, Harris BT, Elathamna EN, Abdel-Azim T, Morton D. Effect of implant divergence on the accuracy of definitive casts created from traditional and digital implant-level impressions: an in vitro comparative study. Int J Oral Maxillofac Implants 2015;30(1):102-109.

29. Bouchard P, Renouard F, Bourgeois D, Fromentin O, Jeanneret MH, Beresniak A. Cost-effectiveness modeling of dental implant vs. bridge. Clin Oral Implants Res 2009;20(6):583-537.

30. Joda T, Brägger U. Digital vs. conventional implant prosthetic workflows: a cost/time analysis. Clin Oral Implants Res 2015;26(12):1430-1435.

31. Walton TR, Layton DM. Cost satisfaction analysis: a novel patient-based approach for economic analysis of the utility of fixed prosthodontics. J Oral Rehabil 2012;39(9):692-703.

32. Mühlemann S, Kraus RD, Hämmerle CHF, Thoma DS. Is the use of digital technologies for the fabrication of implant-supported reconstructions more efficient and/or more effective than conventional techniques: A systematic review. Clin Oral Implants Res 2018;29 Suppl 18:184-195.

33. Flügge T, Derksen W, Te Poel J, Hassan B, Nelson K, Wismeijer D. Registration of cone beam computed tomography data and intraoral surface scans - A prerequisite for guided implant surgery with CAD/CAM drilling guides. Clin Oral Implants Res. 2017;28(9):1113-1118.

34. Fokas G, Vaughn VM, Scarfe WC, Bornstein MM. Accuracy of linear measurements on CBCT images related to presurgical implant treatment planning: A systematic review. Clin Oral Implants Res 2018;29 Suppl 16:393-415.

本書の読み方

Volume 4 となる本書では、外科術式に関連したトラブルを、インプラントクラウン・ブリッジのトラブル、インプラントアバットメントのトラブル、インプラントオーバーデンチャーのトラブル、インプラント咬合のトラブル、欠損補綴設計・治療計画のトラブル、そしてデジタルデンティストリーのトラブルの6つのカテゴリーに分類している。

症例の難易度を表現するための要素として、①外科的な侵襲、②高度な知識・技術、③長期的な治療期間、④高額な治療費を加味したトラブルシューティングレベルをⅠ〜Ⅵの6段階で分類している。

各症例報告では、実際に生じたトラブルの状況を示し、その問題を提起し、具体的な対処および解決方法、その後の対処結果を解説する。各トラブルに関連する文献考察を参考に、最終的に SAFE としての見解および予防策を提案する。補足では対処に必要な情報や機材についても記載している。

1 トラブルおよび問題提起（マテリアル）

実際に発生したトラブル内容を具体的に提示し、どこに問題があるかを検討する。

2 対処および解決方法（メソッド・シューティング）

担当医が各症例に発生したトラブルを、実際どのように対処・解決したかを具体的に解説する。

3 対処結果（リザルト）

トラブルシューティングの結果、どのような予後となったかを解説する。

4 文献考察（ディスカッション・レビュー）

各症例に生じたトラブル内容や対処方法に関連する参考文献を挙げ、それぞれについて私的コメントを加える。

1．システマティックレビュー／RCTのメタアナリシス（SR/MA）
　客観的立場から試験方法や解析方法などが一定基準を満たした論文を集め、厳しく吟味し、評価・要約してまとめたものをシステマティックレビューという。さらに統計学的解析を加えたものをメタアナリシスという。中でももっとも有名かつ質の高いものが、コクラン共同計画である。

2．ランダム化比較試験（RCT）
　対象患者を治療群と非治療群など2グループ以上に分類する際、乱数表などを用いて作為性が入り込まないようにする試験。客観的評価ができ、もっとも信頼度の高い試験方法である。患者のみならず担当医、評価者もその試験内容が不明な状態で行う、二重盲検法を併用したRCT(DB-RCT)はさらに信頼度が高く、大規模な治験で採用されることが多い。

3．非ランダム化比較試験(nRCT)
　2を無作為化の手法を用いずに振り分け、比較を行う試験。グループ間で患者に偏りが生じる可能性があるため、RCTに比べて結果の信頼性が劣る。RCT、nRCTはともに介入研究に分類される。

4．分析疫学的研究
　積極的な介入を行わない研究で観察研究と同義。コホートという集団を前向き、あるいは後ろ向きに長期間観察し、疾患の発症率や進行の程度などを調べるコホート研究や、患者集団にある治療を行い、その前後の変化を比較する前後比較試験あるいはある疾患に罹患・発症した患者と発症していない患者を選定し、カルテなどの医療記録などからその病因を探る症例対照研究などが含まれる。

5．記述研究
　ある疾患への罹患患者について、1から数症例の治療経過や結果をまとめて報告したもの。症例報告やケースシリーズが含まれる。

6．私的な意見
　患者データに基づかない専門委員会および専門家個人の意見。

5 SAFEの見解および予防策（コンクルージョン）

SAFE会員が経験した実際のトラブル事例の原因やその対処方法について、筆者らが解説を加える。また、同様のトラブルを未然に防止するために有効であると思われる知識や技術的なアドバイスを追記している。

6 補足（サプリメント）

各症例に応じた、知っておくべき予備知識や関連器具などを紹介する。

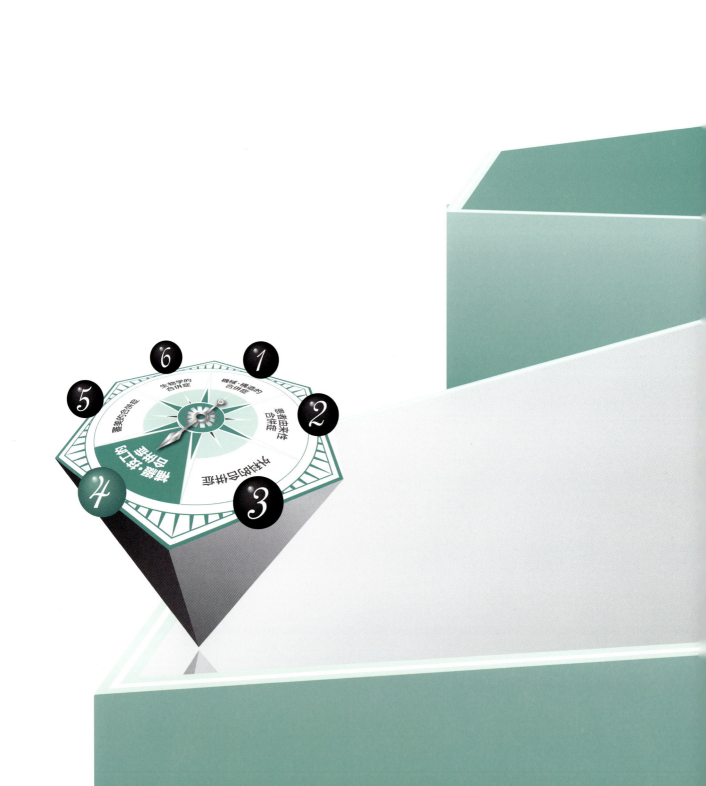

インプラントクラウン・ブリッジのトラブル

1章

		Level		
1-1	1 2 3 4 5 6	補綴装置の破折 **硬質レジン前装冠の破損に対する CAD/CAM** **ジルコニアクラウンでのリカバリー**		**34**
1-2	1 2 3 4 5 6	補綴装置の破折 **オールセラミッククラウンのチッピングに対する** **メタルセラミッククラウンでのリカバリー**		**38**
1-3	1 2 3 4 5 6	オープンコンタクト **天然歯とインプラント補綴装置との** **隣接面コンタクトの離開の対処**		**42**
1-4	1 2 3 4 5 6	オープンコンタクト **インプラント間補綴装置の** **隣接面コンタクトの離開をどう考えるのか？**		**46**
1-5	1 2 3 4 5 6	フレームワークの破折 **チタンベースとの接合部における** **薄いジルコニアの強度不足への対応**		**50**

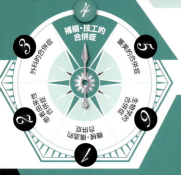

1章　インプラントクラウン・ブリッジのトラブル

1-1　補綴装置の破折

硬質レジン前装冠の破損に対するCAD/CAMジルコニアクラウンでのリカバリー

Level Ⅵ　専門機関への依頼を要する
Level Ⅴ　①〜④の4つを要する
Level Ⅳ　①〜④の3つを要する
Level Ⅲ　①〜④の2つを要する
Level Ⅱ　①〜④の1つを要する
Level Ⅰ　①〜④を特に要さない

Factor（①外科的な侵襲、②高度な知識・技術、③長期的な治療期間、④高額な治療費）

1　トラブルおよび問題提起（マテリアル）

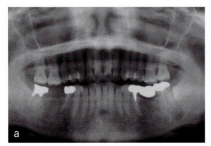
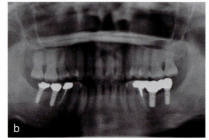
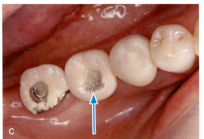
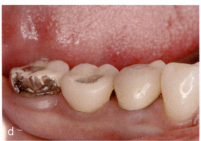

図1-a　初診時パノラマX線写真。6 7̄にインプラント治療を計画した。7 6̄が挺出しており、このまま補綴するにはクリアランス不足が予想される。

図1-b　6年後パノラマX線写真。7 6̄インプラント埋入部位の対合は天然歯のため、エナメル質内での調整で対応した。インプラント周囲骨は安定している。

図1-c、d　同咬合面観（c）および頬側面観（d）。7番硬質レジン前装冠のレジン破損が大きい。6番のスクリューアクセスホール頬側（青矢印）もわずかに破損している。

トラブル

　患者は58歳、女性。既往歴は特記事項なし。
　7年前7̄咬合痛で来院。6年前に当院にて7 6̄部へインプラント埋入し、上部に硬質レジン前装冠をスクリュー固定した。2年後より7̄部頬側レジンが破損し、2年に一度のペースで修理を行ったが、すぐに破損が生じてしまう。

問題提起

　下顎の7番は咬合力が強く加わるにもかかわらず歯冠高径が低いことが多く、補綴トラブルが起きやすい箇所である。一時期は硬質レジンの軟らかさにクッション性を期待できるとの説もあり、インプラントを咬合力から保護するために硬質レジンを用いていた歯科医師も多かった。しかし、審美性に影響があるために頬側歯頸部にメタルの補強が付与されておらず、特に歯冠高径が十分でないケースでは本症例のような破折トラブルも多く起こる。

1-1 硬質レジン前装冠の破損に対するCAD/CAMジルコニアクラウンでのリカバリー

2 対処および解決方法（メソッド・シューティング）

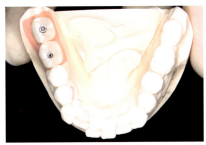

図2-a 石膏模型上でのジルコニアクラウン。今回は単独冠で仕上げ、スクリュー固定とした。

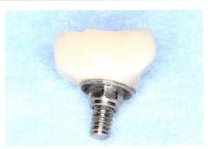

図2-b 6̄のジルコニアクラウン。遠心部の高さは5mm以上あり、強度的に不安はない。

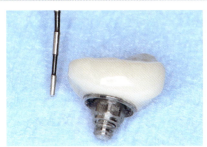

図2-c 7̄のジルコニアクラウン。遠心部分の高さは4mm以下である。

トラブルの対処

　CAD/CAMのジルコニアクラウンが製作できるようになり、強度は格段に増加した。曲げ強度は陶材が約100MPa、硬質レジンが90MPaであるのに対して、トランス系のジルコニアは900MPaであり、そうでないジルコニアは1,300MPaもある。

　そこで、患者と相談のうえ、審美性よりも強度を重要視して、曲げ強度が1,300MPaのジルコニアクラウンで再製することにした。

トラブルの解決方法

　以前のインプラント補綴装置を、スクリューを緩めて取り外し、オープントレー法にて再度印象を採得した。CAD/CAMのジルコニアクラウンを製作した後、適切に咬合調整をして入念に研磨をした（図2-a～c）。

3 対処結果（リザルト）

図3-a 術前の硬質レジン前装冠。スクリュー部分がうっすらと透けて見えている。

図3-b チタンベースを使用し再製したジルコニアクラウン。2セグメントの補綴にすることにより、スクリューまでの距離も十分確保できている。

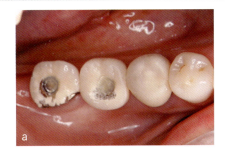
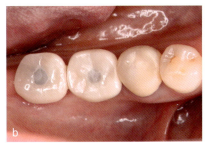

1章　インプラントクラウン・ブリッジのトラブル

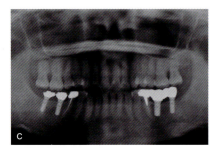
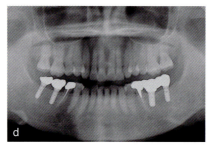

図3-c　補綴再製前のパノラマX線写真。補綴スペースが少ないところに3セグメントの補綴をしている。

図3-d　補綴再製後のパノラマX線写真。2セグメントでのジルコニア補綴リカバリーで歯冠高径と強度を確保することができた。

対処結果

補綴スペースが少ないところに3セグメントでの補綴としていたため、今回は2セグメントのチタンベース、ジルコニアクラウンで対応した。高さが取れないときにも対応しやすい。硬質レジンの14倍以上の強度をもつジルコニアクラウンにしたことで、破折のリスクは軽減された。

現在、インプラント補綴装置が装着され、4年間良好に経過しているが、今後も清掃状態の維持と咬合状態を注意深く観察していく予定である。

4　文献考察（ディスカッション・レビュー）

テーマ	著者、雑誌、発行年およびエビデンスレベル	論文タイトル	アブストラクト	SAFEのコメント
アバットメントの材質と破折について	Aramouni P, Zebouni E, Tashkandi E, Dib S, Salameh Z, Almas K. J Contemp Dent Pract 2008;9(7):41-48. 5. 記述研究	Fracture resistance and failure location of zirconium and metallic implant abutments. ジルコニアと金属アバットメントにおける破折抵抗と破損部位	20個ずつのUCLA・ZiReal・synOcta Ceramicの3種類のアバットメントにEmpress 2を装着して最大負荷と対等の静止負荷を掛けて、破折部位を記録し強度を調べた in vitro study。結果はsynOcta Ceramicアバットメントが他の2つよりも強度が低かったが、臨床的な咬合力には耐えられた。	10年前より審美的に仕上げることができる新しいアバットメントとして販売されている、synOcta Ceramicアバットメントの強度的に咬合力に十分耐えられるとした論文である。実際にはø3.3mmの使用時に破折報告があるが、この実験で使用したø4.1mmは破折をあまり聞いていない。

5　SAFEの見解および予防策（コンクルージョン）

SAFEの見解

今回の破折の原因は明らかに補綴スペース、特に歯冠高径の不足と考えられる。全顎的な診査から補綴設計が重要である。

本症例では右上の臼歯部が挺出しており、術前に削合か補綴かの対合歯での処置を行う、あるいは当時であればメタルの咬合面にしておく、2回法インプラントの使用、骨レベル削合による処置部位での問題解決をするべきであったと思われる。術前の診査と患者への説明と合意が不足していた結果の前装冠破折である。

予防策

インプラント埋入手術が終了すると、対合歯以外での補綴スペースの確保は不可能になる。そのために術前の全顎的な補綴診断と設計が重要である。インプラント補綴装置においては高さのみでなく、咬合状態や舌感・自浄作用・清掃効率も重要である。患者によっては臼歯部であっても審美性を要求されることもある。どの程度の審美性を求めるのかを事前に患者と相談したうえで、全顎的な補綴設計に落とし込み、補綴主導のインプラント埋入をすることで多くの補綴トラブルを予防できると考える。

1-1 硬質レジン前装冠の破損に対するCAD/CAMジルコニアクラウンでのリカバリー

本症例の長期治療計画としてはまず、なぜ右下の欠損が生じたかの原因を考えなければ同じトラブルを繰り返す可能性がある。インプラント補綴を長期維持させる力のコントロールのため、臼歯部離開咬合、そのためのアンテリアガイダンスの確認を診査、診断の段階で行い計画を立案することが大切である。

補綴装置のマテリアルセレクションにおいては、プロビジョナルレストレーションでの経過をしっかり見極め、舌側、遠心部のメタル、ジルコニアのカットバックデザインの上部構造、もしくはメタル、フルジルコニアと慎重に選択をしていくことが大切である。ナイトガードも必要に応じて対応がいる。

6 補足（サプリメント）

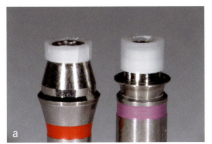

図4-a　Straumann社製のティッシュレベルとボーンレベルにインプラント体から高さ5 mmのゴールドコーピングを設置した。

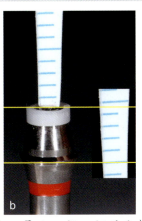

図4-b　ティッシュレベルにRN synOcta1.5アバットメントを入れた上にRN synOcta1.5ゴールドコーピングをネジ止めした。二重のネジ止めのために5 mmの高さにネジの上部があり、これよりも低くはできない。

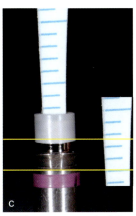

図4-c　ボーンレベルにRC synOctaゴールドコーピングをネジ止めした。写真では5 mmの高さがあるが、ネジは2.5mm奥に入っており、さらに2 mm低くても製作が可能である。

インプラント補綴装置の選択

今回Straumann社製のティッシュレベル（1回法インプラント）とボーンレベル（2回法インプラント）で比較した（図4-a）。

ティッシュレベルを用いると、synOcta1.5アバットメントの上にネジ止めされたsynOctaゴールドコーピングのスクリューの位置が高いため、クリアランスの少ないケースでは、スクリューアクセスホールをレジンなどで封鎖するスペースがなくインプラント補綴装置を止めることができない（図4-b）。

ボーンレベルにRCゴールドコーピングをネジ止めしたときには、スクリュー位置が低いためスクリューの上にも封鎖スペースを確保できることがわかる（図4-c）。

基本的な話として、歯冠高径（クリアランス）の少ないケースにおいては、1回法インプラントより2回法インプラントの使用を考慮したり、各メーカーの補綴システムでの2セグメント、3セグメントでの補綴方法、アバットメントの種類を術前に考慮する必要がある。

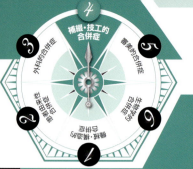

1章　インプラントクラウン・ブリッジのトラブル

1-2　補綴装置の破折

オールセラミッククラウンのチッピングに対するメタルセラミッククラウンでのリカバリー

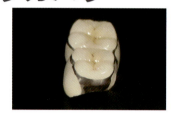

Factor（①外科的な侵襲、②高度な知識・技術、③長期的な治療期間、④高額な治療費）

1　トラブルおよび問題提起（マテリアル）

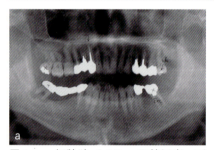

図1-a　初診時パノラマX線写真。下顎臼歯を含め保存不可能な歯が認められる。

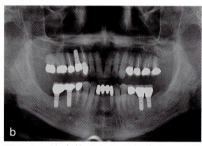

図1-b　治療終了から3年後のパノラマX線写真。インプラント・天然歯ともに歯槽骨の吸収など問題は認められない。

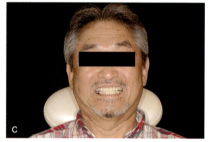

図1-c　治療終了後の顔面写真。咬筋も非常に発達しており、咬合力の強い患者であるといえる。

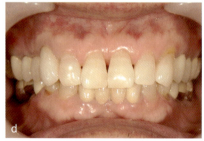

図1-d　治療終了後口腔内写真正面観。インプラントによる安定したバーティカルストップを得た。

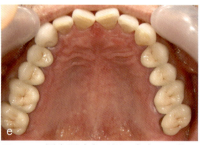

図1-e　同上顎咬合面観。安定した位置で咬合するのに適切な咬合面形態である。

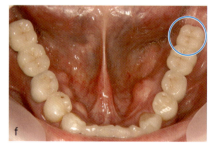

図1-f　同下顎咬合面観。審美性の高い咬合再構成を行うことができた。

トラブル

患者は59歳、男性。全身的既往歴は特記事項なし。右下の臼歯部の疼痛を主訴に来院された。全顎的な治療が必要であることから咬合再構成を行った。メインテナンスに移行し3年が経過した時点で7部のオールセラミッククラウンのチッピングが認められた。

1-2 オールセラミッククラウンのチッピングに対する メタルセラミッククラウンでのリカバリー

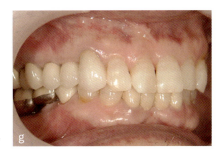
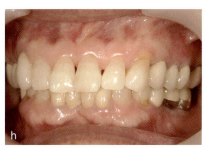
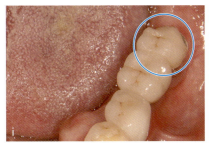
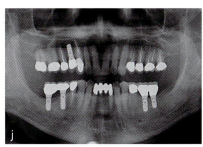

図1-g　同右側側方面観。
図1-h　同左側側方面観。両側ともに犬歯の位置は良好であり、十分な臼歯離開は得られている。
図1-i　7⏌頬側から遠心にかけてセラミッククラウンのチッピングが見られる。
図1-j　同部パノラマX線写真。インプラント周囲の歯槽骨の吸収などは認められない。

問題提起

　チッピングしてきたのは治療終了後すぐではなく、メインテナンスに移行して3年経過してからであり、繰り返しの疲労による破折であると考えられる。

　治療終了後の患者の顔貌写真からもわかる通り、非常に大きい咬合力がかかっていたと考えられる。
　術後の再度のチッピングを防ぐためにはどのような対応が可能であろうか。

2 対処および解決方法（メソッド・シューティング）

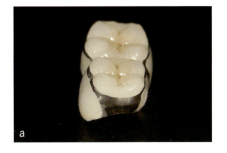
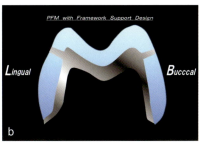

図2-a　⏋67部補綴装置の遠心面観。最後臼歯の遠心面は審美性に影響しないため、大きくメタルでカバーする。
図2-b　これにより咬合力をセラミックのみで受けることがなくなる。

トラブルの対処

　破折を起こしているのは⏋7部であるが、⏋6部と連結されているため、⏋67ともにインプラント補綴装置を再製するのがよいと考えられる。
　また、インプラント補綴装置を再製するだけでは同じことが発生すると考えられるため、インプラント補綴装置の構造力学を考慮して再製する必要性がある。

トラブルの解決方法

　インプラント補綴装置を再製する際、図2-aのように審美性を考慮しながらも側方力をセラミックのみで受けないようにするため、メタルのカットバックデザインを変更した。頬舌面の模式図を図2-bに示す。また、最遠心面に関しては審美性に影響しないためメタルで大きくカバーしている。

SAFE(Sharing All Failed Experiences) Troubleshooting Guide Volume 4　補綴・技工的合併症編　39

1章　インプラントクラウン・ブリッジのトラブル

3　対処結果（リザルト）

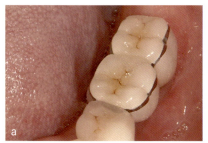
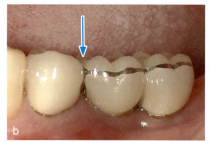
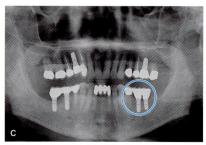

図2-a　「6 7部の咬合面観。審美性を配慮して露出するメタルは極力薄くしている。

図2-b　同部の頰側面観。隣接面とのコンタクトにおいても審美性に影響することはないため、比較的大きくメタルを露出させている。

図2-c　補綴装置装着時のパノラマX線写真。適合は良好である。

対処結果

「トラブルの対処」で考慮したメタルセラミッククラウンを口腔内に装着後、破折等は認められていない（図3-a、b）。

筆者が行ったインプラント補綴装置をメタルセラミックスで補綴していた3年経過症例の臨床ケースレポート44ケースのうち、3ケースではセラミックの破折が認められたが、その3ケースのメタルのカットバックデザインは従来通りのものであった。メタルのカットバックデザインを改善した後には破折が認められなかった（44ケースはすべてブラキシズムを有する患者である）。

4　文献考察（ディスカッション・レビュー）

テーマ	著者、雑誌、発行年およびエビデンスレベル	論文タイトル	アブストラクト	SAFEのコメント
オールセラミックによるインプラント固定性補綴装置における臨床成績	Pieralli S, Kohal RJ, Rabel K, von Stein-Lausnitz M, Vach K, Spies BC. Clin Oral Implants Res. 2018;29 Suppl 18:224-236. 1. システマティックレビュー（SR）	Clinical outcomes of partial and full-arch all-ceramic implant-supported fixed dental prostheses. A systematic review and meta-analysis. オールセラミックによるインプラント固定性補綴装置における臨床成績	インプラントの固定性上部構造としてPFMとオールセラミックの補綴的合併症、生存率および成功率について5年以上の予後で比較を行い、11編の論文をレビューした。PFMでもっとも多い補綴的合併症はチッピングで22.1%（5年予後）、39.3%（10年予後）であった。オールセラミッククラウンにおいては、生存率は100%であったものの、成功率はフルジルコニアが90.9%、ジルコニアセラミックスで60.4%であり、どちらも合併症の原因はチッピングであった。	フレームワークがメタルであっても、ジルコニアであっても、陶材を焼き付けるあるいはレイヤリングしたものは、チッピングのリスクが非常に高い。咬合力のかかる臼歯部などではフルジルコニアクラウンが推奨される。

5　SAFEの見解および予防策（コンクルージョン）

SAFEの見解

本症例は顔面写真（図1-c）からもわかる通り、非常に咬合力の強い患者であると考えられる。補綴直後に破折したのではなく、メインテナンスに移行3年経過後に破折したということは、築盛時のテクニカルエラー等ではなく患者の咀嚼運動あるいはブラキシズム等による繰り返し疲労による破折と考えられる。本症例はインプラント補綴装置の再製により対応したことから、トラブルシューティングレベルはⅡとした。

1-2 オールセラミッククラウンのチッピングに対する メタルセラミッククラウンでのリカバリー

今回破折したのは左側であり、患者は左側でよく咀嚼している可能性も考えられる。メタルセラミッククラウンの上に築盛されているセラミックは、圧縮応力に対しては強いが引っ張り応力には弱いため、強大な咬合力を支えるフレームのデザインが必要であると考えられる。力を受ける側の構造装置の強化と、力を与える側のブラキシズム等に対処する必要性があると考えられる。

予防策

患者の審美性を確保しつつも永続性のあるインプラント補綴装置にするためには、大臼歯などの大きい力がかかる部位には見えない範囲でカットバックデザインを大きく取るべきだと考える（特に最後大臼歯の遠心面等）。また、メタルの部分を可及的に多く取ることにより、メタル自体のたわみも減り、結果として弾性係数の違うメタルとセラミックの界面での剥離を防ぐことができる。それでも辺縁隆線部のメタル部分が気になる患者に対しては、ジルコニアセラミッククラウンを選択するのがよいのではないだろうか。

さらに、認知行動療法・イミディエートディスクルージョン・ナイトガード等の力学的な配慮（力のコントロール）を施すことによっても機械的トラブルを回避できると考えられる。また、インプラントによる補綴を行った際に経年的に咬合力が増大することがあり、これに対してもメインテナンス時によく留意する必要性がある。

インプラント補綴装置の長期安定を考慮して上記の内容をまとめると、構造力学的な配慮を理解している歯科技工士が補綴装置を製作し、マテリアルを歯科医師と協議し、メインテナンスでは歯科衛生士がナイトガードの使用を確認し、認知行動療法の認識が薄れてきていないかを確認する。つまりは良好なチーム医療によって補綴装置は長期的に安定するのである。

6 補足（サプリメント）

図3-a　カットバックデザインのワックスアップの咬合面観。メタルの上にくるポーセレンの量を考慮してカットバックする。

図3-b　カットバックデザインのワックスアップの頬側面観。側方力を受けるためのメタルの豊隆を付与してある。

図3-c　メタルフレームの咬合面観。スクリュー固定の場合にはスクリューホールの位置が咬合面のどの位置に開口するかにより周囲のセラミックの厚みが異なることになるため、その位置に関しても考慮する必要がある。

図3-d　清掃性の観点から、インプラントの立ち上がりの部分に関しては過度な豊隆をつけないように注意しなければならない。

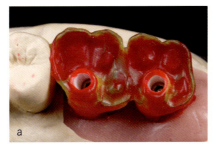
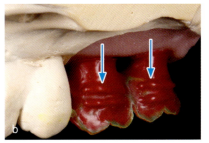
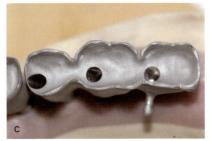
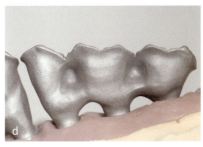

力学的な配慮を行ったカットバックデザインのワックスアップとメタルフレームの図を示す。

辺縁隆線部までしっかりと伸ばしておくことにより、セラミックだけで側方力を受けないように配慮している。また、力のかかりにくい箇所に関しては比較的大きくカットバックすることにより審美性に配慮している。

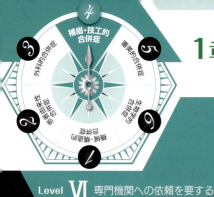

1章 インプラントクラウン・ブリッジのトラブル

1-3　オープンコンタクト

天然歯とインプラント補綴装置との隣接面コンタクトの離開の対処

Level Ⅵ	専門機関への依頼を要する
Level Ⅴ	①～④の4つを要する
Level Ⅳ	①～④の3つを要する
Level Ⅲ	①～④の2つを要する
Level Ⅱ	①～④の1つを要する
Level Ⅰ	①～④を特に要さない

Factor（①外科的な侵襲、②高度な知識・技術、③長期的な治療期間、④高額な治療費）

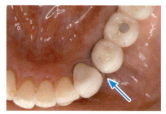

1　トラブルおよび問題提起（マテリアル）

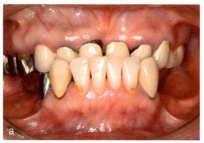
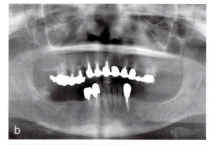
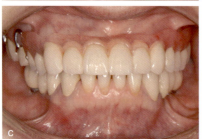
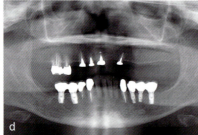
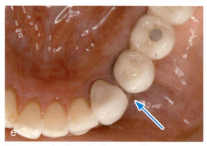

図1-a　初診時口腔内写真。下顎臼歯部に欠損があり、骨格性Ⅲ級である。

図1-b　同パノラマX線写真。下顎臼歯部にインプラント治療を希望された。

図1-c　全顎治療終了時。上顎はオーバーデンチャーにて機能的、審美的に改善。

図1-d　同パノラマX線写真。下顎臼歯部にインプラント埋入。

図1-e　初診4年後オープンコンタクト時口腔内写真。

トラブル　（対合：義歯、隣在歯：補綴歯）

　患者は60歳、女性。初診時（2008年、図1-a、b）、の反対咬合の審美的改善および臼歯部での咬合機能回復を主訴に来院され、全顎治療を行った。下顎にインプラント補綴、上顎にオーバーデンチャーを施術した（図1-c、d）。
　初診4年後、メインテナンス時に下顎左側インプラント補綴小臼歯部と天然歯補綴犬歯との間のコンタクト乖離部において食片圧入を生じ、違和感を訴えた。乖離部はコンタクトゲージ200μmが余裕をもって入る状態であった。補綴治療終了時（図1-e）より明らかにオープンコンタクトが認められる。インプラントおよび天然歯の動揺は認められない。対合が義歯であり|3に強い力はかかっていない。

1-3 天然歯とインプラント補綴装置との隣接面コンタクトの離開の対処

問題提起

日常臨床において、天然歯と混在したインプラント補綴を行うことは多い。また長期経過を見ていく中で、メインテナンス時に天然歯とインプラント間の隣接面コンタクトの離開を経験することは多いように思われる。隣在歯の違い、対合歯の違い、インプラント-インプラント間などの異なる条件下で生じたオープンコンタクト症例を提示する。最終補綴装置装着時から、なぜオープンコンタクトが起こるのか、またどのような傾向があるのか。長期予後を診ていくにあたり、その対処法を考えていく必要がある。

2 対処および解決方法（メソッド・シューティング）

表1　オープンコンタクト修復の手法

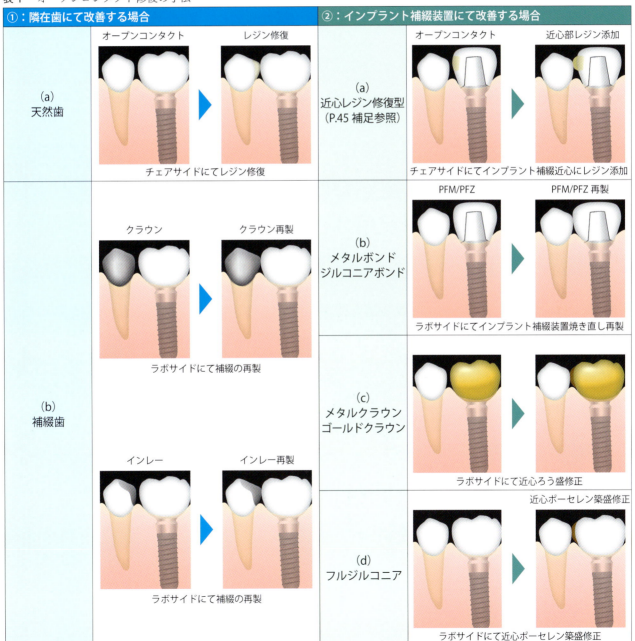

1章 インプラントクラウン・ブリッジのトラブル

トラブルの対処・解決方法

インプラント補綴の方法(スクリュー固定、セメント固定)においては、再介入という観点でスクリュー固定が簡便である。また隣在歯の状況(天然歯、補綴歯)、インプラント補綴装置の種類により修復方法、再製方法が異なってくる(表1)。

そのまま経過観察すること、またあえてコンタクトを広くして食片が容易にブラッシングで取れる方法を取ることも選択肢であり、患者との話し合い、事前の説明が必要になる。

3 対処結果(リザルト)

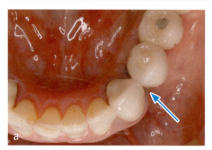
図2-a 近心コンタクト改善後口腔内写真。

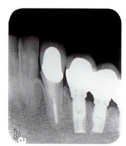
図2-b 近心コンタクト改善後デンタルX線写真。

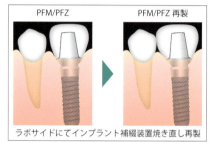
図2-c 表1-②(b)、インプラント補綴装置にて改善する場合の模式図。

対処結果
(対合：義歯、隣在歯：補綴歯)

スクリュー固定インプラント補綴であり、また隣在歯が歯冠補綴歯の 表1-②(b)のため、歯冠補綴歯の修理の簡便さからインプラント上部補綴装置を預かり再製した。その後6年間オープンコンタクトは生じていない。

4 文献考察(ディスカッション・レビュー)

テーマ	著者、雑誌、発行年およびエビデンスレベル	論文タイトル	アブストラクト	SAFEのコメント
インプラントにおけるオープンコンタクト	Varthis S, Randi A, Tarnow DP. Int J Oral Maxillofac Implants 2016;31(5):1089-1092. 4. 分析疫学的研究	Prevalence of Interproximal Open Contacts Between Single-Implant Restorations and Adjacent Teeth. 単独歯インプラントと隣接歯との間のオープンコンタクトの発生頻度	インプラントと隣在歯のオープンコンタクト(ICL: interproximal contact loss)について、7編の論文をレビュー。ICLは遠心部よりも近心部の多く見られた。上顎では、18～66%、下顎では37～54%の発現率であった。最短で補綴後3ヵ月に発生している。原因として、歯の移動・上部構造に関する要因・骨形成や成長に関する要因を挙げている。	オープンコンタクトの修復は困難であるため、予防や対策が重要である。術前の隣在歯の歯周病学的評価を十分に行うことや、スクリュー固定の上部構造することが望ましい。また、矯正用のリテーナーやナイトガードは予防に効果的かもしれない。

5 SAFEの見解および予防策(コンクルージョン)

SAFEの見解

オープンコンタクトの明確な理由については、まだ解明されていない。しかし骨のリモデリング、歯の下方・前方移動が関係すると考えられ、また女性、下顎小臼歯部に多いとの報告がある。審美領域、特に上顎前歯部においては慎重にインプラントを施術する必要がある。

1-3 天然歯とインプラント補綴装置との隣接面コンタクトの離開の対処

予防策

術前、術後にオープンコンタクトになる可能性を十分説明しておくことがトラブルの予防になる。本症例の長期治療計画としては咬合のチェック、天然歯とインプラント補綴歯のプロキシマルコンタクトのチェックをメインテナンス時に確実に行うことが必要である。再度のオープンコンタクト発症の場合はチェアサイドで容易に改善できる工夫をインプラント補綴に施す選択肢もある。

6 補足（サプリメント）

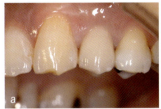
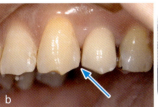
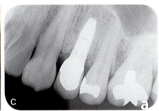
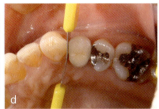

図3-a 参考症例1。補綴直後の口腔内写真。
図3-b 参考症例1。4年後の口腔内写真。
図3-c 参考症例1。4年後デンタルX線写真。
図3-d 参考症例1。200μmコンタクトゲージが余裕ある状態。

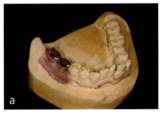
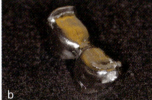
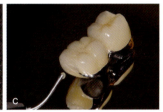

図4-a、b 参考症例2。表1②(a)。メタルフレーム、ジルコニアフレームの近心に硬質レジンを用いるスペースをあらかじめ作成しておく。

図4-c 参考症例2。オープンコンタクトを生じた場合も簡便にチェアサイドで修理ができる。

参考症例1（対合：天然歯、隣在歯：天然歯）

患者は35歳、女性。初診時、|4部歯牙破折が原因によりに抜歯。インプラント手術、補綴を施術した（図3-a）。4年後、メインテナンス時に犬歯間に食片圧入を生じ、出血が認められ、違和感を訴えた（図3-b）。

初診時よりブラキシズムが強く、歯牙破折の原因ともなっており、補綴終了後ナイトガードをお渡ししメインテナンスに入った。コンタクトゲージ200μmが余裕をもって入る状態であった。補綴治療終了時より明らかにオープンコンタクトが認められる。インプラントの動揺、天然歯の動揺は認められないが、上顎左側犬歯部に初診時よりもブラキシズム痕が認められる（図3-c、d）。

セメント固定インプラント補綴であり、また隣在歯が天然歯の表1-①(a)のため、補綴装置を預かり近心コンタクトを修理改善するよりも、天然歯である犬歯遠心にCR築造が簡便であると判断し、築造した。再度経過観察し、オープンコンタクトが再び生じるようであればプロキシマルコンタクトの形態不調和にもなるため、インプラント補綴装置近心コンタクトの修理を目的とした再製も検討する。さらに、ナイトガードの装着を再度徹底した。

参考症例2（対合：天然歯、隣在歯：インプラント）

患者は72歳、女性、⑦6⑤ブリッジ、⑦部重度う蝕のため抜歯。76部インプラント補綴を施術するにあたり、5部はPFM補綴歯のため、表1-②(a)の方法を選択した。簡便にチェアーサイドで近心プロキシマルコンタクト部の修理をレジンで行える方法である（材料の問題、審美性の問題より再製が理想）（図4-a～c）。

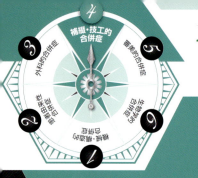

1章　インプラントクラウン・ブリッジのトラブル

1-4　オープンコンタクト

インプラント間補綴装置の隣接面コンタクトの離開をどう考えるのか？

Level Ⅵ　専門機関への依頼を要する
Level Ⅴ　①〜④の4つを要する
Level Ⅳ　①〜④の3つを要する
Level Ⅲ　①〜④の2つを要する
Level Ⅱ　①〜④の1つを要する
Level Ⅰ　①〜④を特に要さない

Factor（①外科的な侵襲、②高度な知識・技術、③長期的な治療期間、④高額な治療費）

1　トラブルおよび問題提起（マテリアル）

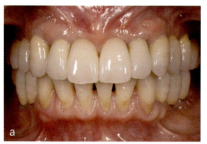
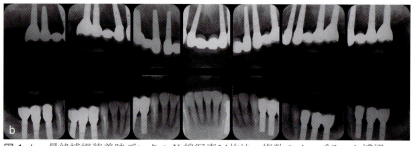

図1-a　最終補綴装置装着時口腔内写真。咬合のコントロールには問題なく、機能・審美の両面から見て合格点に達している。

図1-b　最終補綴装置装着時デンタルX線写真14枚法。複数のインプラント補綴は、できる限り連結の本数を少なくしている。

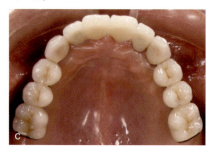
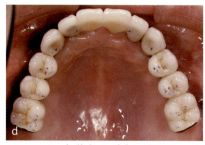
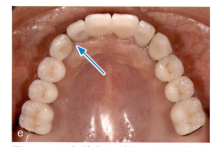

図1-c　上顎最終補綴装着時（2006年）。再介入のときのことを考慮して3ブロックに分けている。

図1-d　5年後（2011年）。問題なく歯列弓が保存されている。

図1-e　10年後（2016年）。上顎右側切歯インプラント-犬歯インプラント間にオープンコンタクト。

トラブル（対合：インプラント、隣在歯：インプラント）

　患者は65歳、女性。咬合崩壊の欠損部に対し、上顎には全顎に、下顎臼歯部にインプラント埋入を行った。プロビジョナルレストレーションを経て、最終補綴装置を装着（図1-a, b）し、その後メインテナンスに移行した。

　10年後、3 2|インプラント間においてオープンコンタクトが生じた。その2年後（2018年）には右

1-4 インプラント間補綴装置の隣接面コンタクトの離開をどう考えるのか？

問題提起

インプラント - 天然歯間において、コンタクトの離開を認められることは臨床上経験することが多い。インプラント - インプラント間において施術10年後からオープンコンタクトを生じてきた貴重な経過症例を提示したい。天然歯の移動だけでは説明できない症例である。

側犬歯、側切歯インプラント間、下顎右側小臼歯間にオープンコンタクトを生じた。

2 対処および解決方法（メソッド・シューティング）

トラブルの解決方法

大きな主訴とはなっていないため、経過観察をしている。将来的に介入が必要になった場合、インプラント補綴装置の焼き直し再製にて対応することを視野に入れている。

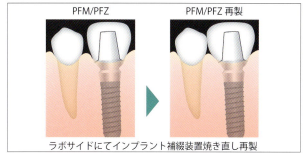

図2-a インプラント補綴装置にて改善する場合のイメージ図：メタルボンド／ジルコニアボンドの場合。

3 対処結果（リザルト）

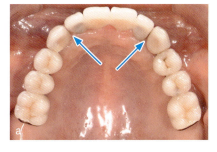 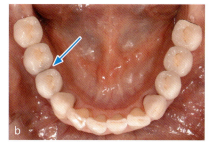

図3-a、b 初診12年後（2018年）。上顎両側側切歯インプラント - 犬歯インプラント間、4|インプラント - |5インプラント間にオープンコンタクト。

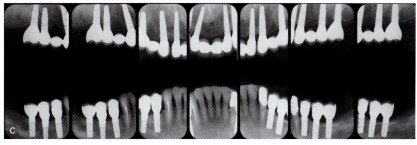

図3-c 同デンタルX線写真14枚法。X線画像でもオープンコンタクトが認められるが、下顎位に病的偏位はない。

対処結果（対合：インプラント、隣在歯：インプラント）

10年経過症例のインプラント間のオープンコンタクトであり、骨の代謝によって生じたものと思われる。天然歯のような前方歯牙移動は考えられない。患者の年齢も考え、審美的、機能的な大きな主訴とはなっていないため、歯科医師による咬合調整、歯科衛生士による歯間ブラシの徹底と1ヵ月リコールを行うことにした。

1章　インプラントクラウン・ブリッジのトラブル

4　文献考察（ディスカッション・レビュー）

テーマ	著者、雑誌、発行年およびエビデンスレベル	論文タイトル	アブストラクト	SAFEのコメント
インプラントにおけるオープンコンタクト	森本啓三，郡英寛，築山能大，小谷野潔. Quintessence DENTAL Implantology 2010;17(6):13-26. 5. 記述研究	天然歯とインプラント補綴装置隣接面コンタクト（Interproximal Contact）は経時的に離開するのか？	インプラント補綴装置と天然歯の隣接面コンタクトの経時的な離開について最新の研究報告を交えながら考察を行った。インプラント補綴装置の近心側において、①患者が高齢であること②隣在歯が失活歯であること③隣在歯が単独歯であること④対合歯が天然歯・インプラントであること　がリスク因子であることがわかった。	インプラント補綴装置と天然歯の隣接面のオープンコンタクトは比較的インプラントの近心側で起こりやすく、隣在歯の状態も影響を受ける。離開が生じた場合は、慎重に観察を行いながら必要に応じてコンタクトの回復を図る必要がある。

5　SAFEの見解および予防策（コンクルージョン）

SAFEの見解

オープンコンタクトの明確な理由については、まだ解明されていない。しかし骨のリモデリング、歯の下方・前方移動と考えられ、また女性、下顎小臼歯部に多いとの報告がある。審美領域、特に上顎前歯部においては慎重にインプラントを施術し、経年的に天然歯が挺出すること、オープンコンタクトになる可能性を患者に伝えておくことがトラブル回避につながる。

「1-3　天然歯とインプラント補綴装置との隣接面コンタクトの離開の対処」も含め、今回2症例を提示した理由は、オープンコンタクトは決して天然歯にかかる力の問題だけではなく、インプラント間でも起こりうる、骨代謝と歯牙移動との複合的なトラブルだということを示すためである。再介入の観点からはスクリュー固定が適しているが、インプラント補綴装置を再度焼成し直す必要があるために介入が大掛かりになってしまうことが多い。隣在歯の状態を最終補綴時に記録し、より簡便な選択肢を予想しておくことも大切である。

予防策

患者への再介入の可能性を伝えておくことが一番のトラブル回避につながる。もちろん歯列弓の保全を考えた治療計画、プロビジョナルレストレーションでの咬合の確認、補綴後のメインテナンス時での咬合調整を行うほか、夜間時のブラキシズムに対してはナイトガードで対応しておくことが大切である。

現在までの経過観察からみて、オープン量が急速に増加することは考えられない。

3 2|2 3間をしっかり清掃し、患者自身でも炎症のコントロールを行うことが重要であり、そのことによって "Longevity" が得られると想定できる。

しかし、オープンコンタクトにより3 2|2 3のインプラント体に悪影響が出ると判断したときは、3|3の遠心で切断して、3|3を単独のインプラント補綴で対応する。この方法を選択すれば⑥⑤4|4⑤⑥がカンチレバーブリッジにはなるが、安定した咬頭嵌合位でシンプルな補綴的再介入が可能になる。

1-4 インプラント間補綴装置の隣接面コンタクトの離開をどう考えるのか？

6 補足（サプリメント）

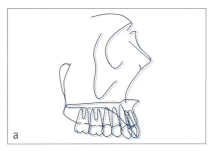
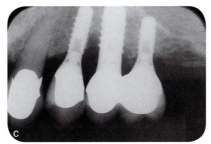
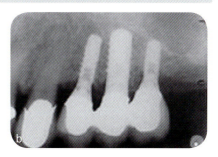
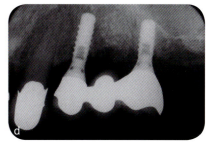

図2-a　成人後の成長に際して生じる上顎の位置変動。
(Oesterle LJ, Cronin RJ Jr. Adult growth, aging, and the single-tooth implant. Int J Oral Maxillofac Implants. 2000;15(2):252-260. より引用・改変)

図2-b　左側上顎臼歯部にインプラント修復が行われ、補綴装置はセメント固定にてすべて連結された。

図2-c　3年経過時。中央のインプラント体に問題が生じたため、補綴装置を再製作し、後方2本のインプラントのみ連結とした。

図2-d　6年経過時。しかし中央のインプラントは保存できず撤去となり、改めてインプラントブリッジにて再修復となった。

頭蓋顔面成長

近年 AO(Academy of Osseointegration) ならびに米国歯周病学会においても、オープンコンタクトを含むインプラントのトラブルの原因の一つと目されているのが、"craniofacial growth"（頭蓋顔面成長）である。矯正学領域では以前より知られていたが、成人であっても頭蓋顔面はわずかながらに成長を続ける。このわずかな成長が、審美的・機能的なインプラントのトラブルにつながるという報告がある。

頭蓋顔面成長はプロキシマルオープンコンタクトの原因となるだけではなく、オクルーザルオープンコンタクト、またはインサイザルエッジポジションの不調和の原因とも目されている。つまり、インプラントを含む補綴治療の基本的な目標である、下顎位、バーティカルストップ、インサイザルエッジポジションの確定からの咬合平面の設定、アンテリアガイダンスの確立とその維持に深刻な影響を与えうる。インプラント補綴のトラブルに広範な影響を与えうるこの現象への対応は、まだ始まったばかりである。そのため臨床家によっては、インプラント-インプラント間のオープンコンタクトを防ぐために、インプラント補綴装置を連結することが必要であるとする見解もある。確かにそのように計画をすれば、インプラント-インプラント間のオープンコンタクトは防ぐことができるであろう。しかしその一方で、安易なインプラント補綴装置の連結は、また別のトラブルを招くことも事実である。

参考症例

その一例として、インプラント補綴装置を連結したところ、中央に位置するインプラントに問題が生じたため、インプラントの撤去と再介入を余儀なくされた症例を示す（図2-b～d）。

この症例が示すように、複数連結のインプラント修復においては、中間部インプラントにトラブルが生じやすいことが知られている。セメント固定では適合精度とセメントのウォッシュアウトならびに咬合由来の可能性、スクリュー固定では、完全なパッシブフィットは不可能であることがその原因として推測されている。オープンコンタクトへの予防処置が、また違うトラブルの原因となる場合もありえることも考慮しなくてはならない。

参考文献

1. Oesterle LJ, Cronin RJ Jr. Adult growth, aging, and the single-tooth implant. Int J Oral Maxillofac Implants. 2000;15(2):252-260.

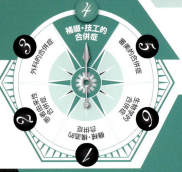

1章　インプラントクラウン・ブリッジのトラブル

1-5　フレームワークの破折

チタンベースとの接合部における薄いジルコニアの強度不足への対応

Level Ⅵ　専門機関への依頼を要する
Level Ⅴ　①〜④の4つを要する
Level Ⅳ　①〜④の3つを要する
Level Ⅲ　①〜④の2つを要する
Level Ⅱ　①〜④の1つを要する
Level Ⅰ　①〜④を特に要さない

Factor（①外科的な侵襲、②高度な知識・技術、③長期的な治療期間、④高額な治療費）

1　トラブルおよび問題提起（マテリアル）

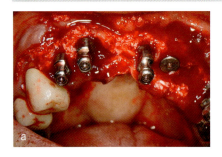
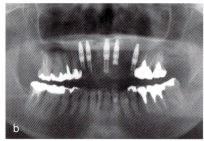
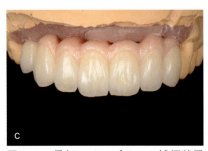
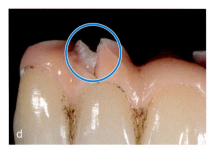
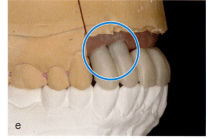

図1-a　裂開が大きな骨欠損に対し、抜歯即時インプラントと同時にGBRを行った。

図1-b　インプラント埋入後パノラマX線写真。埋入方向も問題なく、連結での補綴装置選択が可能である。

図1-d　最初のインプラント補綴装置完成時。インプラントとの接合部に既製のチタンベースを使用したハイブリッドデザインにて製作している。

図1-d　チタンベースとの接合部箇所におけるジルコニアの破折写真。

図1-e　フレーム製作時の写真。R1部のチタンベースが透け、ジルコニアの薄さが想定できる。

トラブル

　患者は54歳、女性。元々装着されていたインプラント補綴装置により、歯の動揺と歯肉の痛みを訴え来院（図1-a、b）。歯根囊胞により抜歯を行い、抜歯後即時埋入と同時にGBR処置を行った（図1-c、d）。

　担当歯科医師の意向もあり、最終補綴装置として、フィクスチャーダイレクトによるジルコニアのスクリュー固定、ボーンアンカードタイプのインプラント補綴装置を選択した。インプラントはStraumannボーンレベルインプラント、R1部には角度補正、

1-5　チタンベースとの接合部における薄いジルコニアの強度不足への対応

ZACシステム(デンテックインターナショナル社)を使用している。しかし装着後1週間で、ジルコニアの破折が見られた(図1-d、e)。

問題提起

破折の原因として、本症例はフィクスチャーダイレクトであり、なおかつ連結での製作によって起こる適合の誤差も考えられるが、何よりもチタンベース(Ti-Base)との接合部におけるジルコニアの厚みによる強度不足が挙げられるであろう。補綴デザインは近年主流となっているチタン製ベースを介在させたハイブリッドデザインとしている。

本症例において、再度の破折を生じさせないためにはどのようなデザインにするべきであろうか。

2　対処および解決方法(メソッド・シューティング)

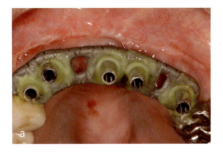
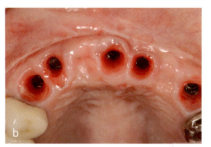
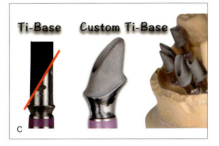
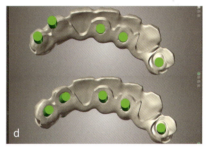

図2-a　印象採得時の口腔内インデックス。インプラント補綴装置における確実なパッシブフィットを獲得するため、ベリフィケーションジグを口腔内で採得した。

図2-b　インプラント埋入後の口腔内上方面観。埋入ポジションが深い位置に設定されていることがうかがえる。

図2-c　本症例における既製チタンベースとカスタムチタンベースの比較。

図2-d　R1部におけるZACシステム(デンテックインターナショナル社)による角度補正写真。

トラブルの対処

印象時にすでに口腔内インデックスを採得済みであり(図2-a)、印象精度については問題ないことを前提とし、対処としては補綴強度の改善に重きをおいた。

本症例のような埋入深度があり(図2-b)、歯肉の厚みを阻害しないようにサブジンジバルカントゥアへSシェイプを付与する症例においては、特にチタンベースの介在によってジルコニアの厚みが著しく薄くなり、力学的観点から見ても破折のリスクは高くなる。そこで、ジルコニアの最低厚みを確保し、なおかつフレームサポートの観点から見ても優位になる方法を検討した。

トラブルの解決方法

ジルコニアの最低厚みを確保させるため、既製のチタンベースではなくカスタマイズチタンベースの使用に変更する必要がある(図2-c)。R1部には角度補正が必要なため、既製のチタンベースでは図2-dのように短くなり、対合との荷重による破折、脱離のリスクが伴う。そのことからカスタマイズにベースデザインを設計することで、ジルコニアの厚みによる強度の確保だけでなく、フレームサポートの役割、すなわち脱離、破折の防止も期待できる。

チタンベースのカフの高さをジルコニアの厚みが確保可能な位置まで設定し、DISシステム(デンテックインターナショナル社)にて削り出した。その後の作業においては1回目同様、フレームデザイン、ジルコニアカラーリング、シンタリング、ポーセレンビルドアップと通法通り進めた。

1章　インプラントクラウン・ブリッジのトラブル

3　対処結果（リザルト）

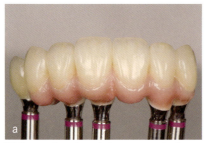
図3-a　カスタムチタンベースとジルコニアフレームのボンディングを行い一体化させる。Ｓシェイプの付与により、メタルのフィニッシュラインが変更された。

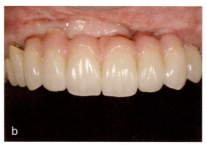
図3-b　再製後の補綴装置口腔内装着時。接合部にはカスタムチタンベースを使用したハイブリッドデザインへ変更している。

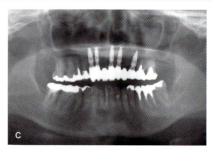
図3-c　最終パノラマX線写真。連結の補綴装置におけるパッシブフィットを獲得している。

対処結果
　カスタムチタンベースを使用することにより（図3-a）、サブジンジバルカントゥアへＳシェイプ状の理想的なカントゥアの付与、そしてマテリアルの厚みを確保することで、力学的にもっとも負荷のかかるインプラントとインプラント補綴装置のコネクション部からの立ち上がりにおける補綴強度の獲得に成功した。
　装着後2年近く経過しているが、その後のトラブルの報告はない。

4　文献考察（ディスカッション・レビュー）

テーマ	著者、雑誌、発行年およびエビデンスレベル	論文タイトル	アブストラクト	SAFEのコメント
ボーンアンカードブリッジ	Pieralli S, Kohal RJ, Rabel K, von Stein-Lausnitz M, Vach K, Spies BC. Clin Oral Implants Res 2018;29 Suppl 18:224-236. ―――――――― 1．システマティックレビュー（SR）/メタアナリシス（MA）	Clinical outcomes of partial and full-arch all-ceramic implant-supported fixed dental prostheses. A systematic review and meta-analysis. 部分または全部欠損におけるオールセラミック補綴装置の臨床成績システマティックレビューとメタアナリシス	部分または全部欠損におけるオールセラミック補綴装置の生存率と補綴的合併症をレビューした。5年後の生存率はそれぞれ98.3%（部分欠損）、97.7%（全部欠損）であった。チッピングがもっとも多い合併症で、発生率はそれぞれ22.8%（部分欠損）、34.8%（全部欠損）であった。	ボーンアンカードブリッジにおいてもっとも多い合併症は陶材のチッピングである。咬合力がかかる部位やガイドとなる部分に関しては、メタルやセラミックなどで補強したデザインにするか、インプラント補綴装置自体をフルジルコニアで製作することが望ましい。

5　SAFEの見解および予防策（コンクルージョン）

SAFEの見解
　現在、インプラント補綴装置のマテリアルとしてもっとも用いられているジルコニアであるが、その要因として、強度、審美面、生体親和性における優位性が挙げられる。しかし、以前より使用されていた合金と比較すると、硬度は高い反面、曲げ強さの面では劣るという性質もある。すなわち瞬間的な衝撃に弱く、強い咬合圧に対しては、特に薄い箇所では、力の加わり方によって破折の可能性が高くなる。

1-5 チタンベースとの接合部における薄いジルコニアの強度不足への対応

予防策

　インプラント補綴装置においては、歯周軟組織の安定、審美的向上、補綴強度の確保の観点から、可能な限り歯肉の厚みを確保させ、サブジンジバルカントゥアをS字形状にシェイプさせる形状に加工する必要がある。近年、主流となっているハイブリッドデザインであるが、インプラントの埋入ポジションによっては、立ち上がりカントゥアを細く加工することで、ジルコニアの最低厚みを確保できず、本症例のような破折リスクを伴う可能性が高い。

　そこで、ジルコニアの十分な厚みを確保可能な高さまで、チタンベースのフィニッシングラインを上方へ設定し、なおかつ歯冠部のメタルサポートも付与することが可能であり、既製のものではなく、症例に応じたカスタマイズチタンベースが必要となる。それにより、力学的観点から見ても補綴強度の面で優位だと考える。

　補綴的観点から、本症例のようなテーパージョイントのインプラントの場合、締結トルクで締めても

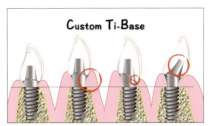

図4-a　カスタムチタンベースの優位性は、①歯肉の厚みを阻害しない上部構造を作ることができる、②チタンベースとジルコニアの接合部付近の強度を確保することができる、③ジルコニアの脱離を最小限に抑えることができる。これらから補綴サポート、補綴強度での重要性がわかる。

わずかな誤差が生じるという報告がある。よって連結の補綴装置の場合、可能であれば、口腔内で直接チタンベースとジルコニアのボンディングを行う。またはラボサイドであればトルクレンチドライバー（KTC社）を用い、口腔内と同じ状況にてトルク数値を計測したうえで、より精密なボンディングを行うことにより確実なパッシブフィットを獲得でき、さらなるLongevityの確立に繋がるであろう。

6 補足（サプリメント）

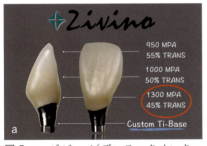

図5-a　ジビーノ（デンテックインターナショナル社）の曲げ強度分布。

表1　ジビーノのBLディスクにおける強度、透過率

	強度	透過率
咬合面側	1,050〜1,200 MPa	55 %
歯頸部側	1,460 MPa	45 %

　本症例において補綴強度の観点から、カスタムチタンベースとは別に材料の変更点がある。近年、モノシリックジルコニアの普及により、さまざまなメーカーから、透光性の強いジルコニアのディスクが出されているが、それらはおよそ600〜800 Mpa程度であり、透過度と引き換えに、強度が下がるというデメリットがある。単独天然歯補綴においては審美的観点から有効ではあるが、本症例のようなインプラント補綴の場合、特に構造上、荷重の強くかかるスクリューアクセスホール付近、インプラントからの立ち上がりの補綴強度を持たせるためにも数値の高い材料を使用したい。そこで今回、図5-aのような歯頸部付近は透過度を下げる代わりに強度を持たせ、切縁に向かうに従い透過度を上げると同時に強度を下げるという新世代ジルコニアの材料を使用した。

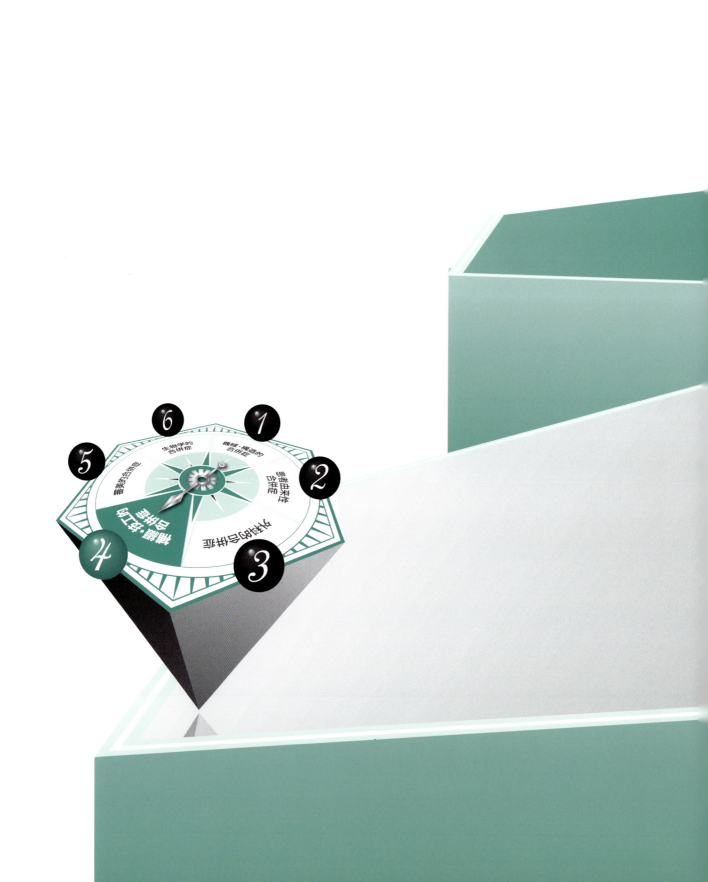

インプラント アバットメントの トラブル

2章

2-1	Level 1 2 3 4 5 6	アバットメントの破折 **フルジルコニアアバットメントの破折に対する チタンベースのジルコニアアバットメントのリカバリー**	56
2-2	Level 1 2 3 4 5 6	アバットメントの不適合 **非純正アバットメント境界部の瘻孔に対する 純正アバットメント交換での対応**	60
2-3	Level 1 2 3 4 5 6	アバットメントの緩み **セメント固定時のアバットメントスクリューの緩みへの対応**	64
2-4	Level 1 2 3 4 5 6	アバットメントの破折 **アバットメントの破折に対し インプラントの撤去・再埋入による対応**	68

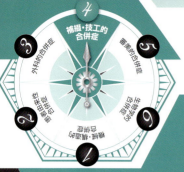

2章　インプラントアバットメントのトラブル

2-1　アバットメントの破折

フルジルコニアアバットメントの破折に対するチタンベースのジルコニアアバットメントのリカバリー

Level	
Ⅵ	専門機関への依頼を要する
Ⅴ	①〜④の4つを要する
Ⅳ	①〜④の3つを要する
Ⅲ	①〜④の2つを要する
Ⅱ	①〜④の1つを要する
Ⅰ	①〜④を特に要さない

Factor（①外科的な侵襲、②高度な知識・技術、③長期的な治療期間、④高額な治療費）

1　トラブルおよび問題提起（マテリアル）

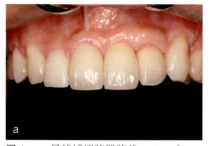

図1-a　最終補綴装置装着。フルジルコニアアバットメントを支台としたセメント固定式補綴装置を装着している。

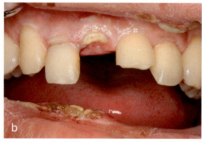

図1-b　転倒時口腔内写真。補綴処置歯ならびにインプラント補綴装置ともに破折が生じ、大きく動揺していた。

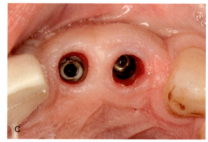

図1-c　補綴装置は容易に除去できたが、アバットメント下部がインプラント内に残存した。

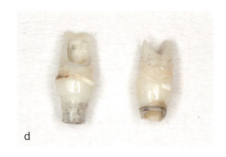

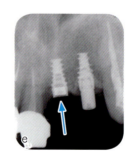

図1-d　破損したフルジルコニアアバットメント。インプラント連結部で破折していることが確認できる。

図1-e　破折時のデンタルX線写真。取り残されたジルコニア片が確認できる。

トラブル

患者は22歳、男性。既往歴に特記事項なし。

交通外傷により、左側股関節骨折および顔面裂傷、上顎前歯部の歯冠破折を認めた。股関節骨折治癒後、近医にて根管処置を開始したが、歯根破折の疑いにより当院紹介来院。X線写真およびCT画像より、1 2は歯槽骨内での歯根破折を認め、保存不可と診断した。また3 4についても歯槽骨内への陥入を認め、矯正による挺出が必要であると判断した。CT画像からは欠損部顎堤に、外傷にともなう重度

56　SAFE(Sharing All Failed Experiences) Troubleshooting Guide　Volume 4　補綴・技工的合併症編

2-1 フルジルコニアアバットメントの破折に対するチタンベースのジルコニアアバットメントのリカバリー

の骨欠損を認めた。骨量の不足から自家骨移植を併用し、最終的にフルジルコニアアバットメントを用いた補綴装置を装着した。

治療後、3年間は問題なく経過していたが、再度転倒に伴い前歯部の破折とともに、ジルコニアアバットメントのコネクションにも破折が生じ、その一部がインプラント内より容易には除去できなくなった（図1-a～e）。

問題提起

不測の事態とはいえ、インプラントに大きな力が加わることにより本症例のようにアバットメントの破折を生じることがある。

特にフルジルコニアアバットメントは接合部が比較的薄く、今回破折を生じたと考えられる。さらにモーステーパージョイントのような適合の良い症例においては、インプラント内に残存したアバットメントの除去も困難となる。

2 対処および解決方法（メソッド・シューティング）

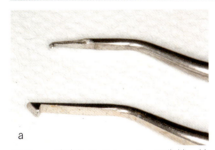

図2-a　改変したリムーバーの先端。拡大視野下にて可能な限り先端部を小さくした。

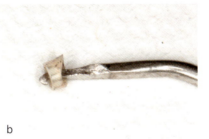

図2-b　撤去時のリムーバーとアバットメントの関係。残存したアバットメント片に掛かるように修正している。

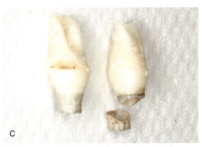

図2-c　摘出したアバットメント片。

トラブルの対処

可能であれば、顕微鏡下にてインプラントの内面を損傷しないように慎重に撤去を試みる。

使用する器具はエキスプローラー等が推奨されるが、超音波スケーラー等の振動による除去も効果的である。ただし、最終的に除去できない場合はインプラントの撤去を考慮する。

トラブルの解決方法

本症例では、エキスプローラーや超音波スケーラーによる除去は不可能であった。デンタルX線写真にて残留しているアバットメントの下部にスペースが存在するため、クラウンリムーバーの先端を改変し、最終的にアバットメントの除去を行った（図2-a、b）。

2章　インプラントアバットメントのトラブル

3　対処結果（リザルト）

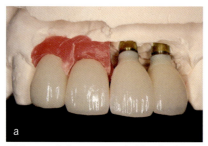
図3-a　チタンベースを用いたジルコニアアバットメントならびに外冠。

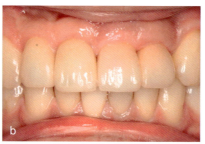
図3-b　最終補綴装置装着時の正面観。

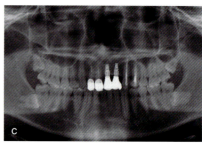
図3-c　同パノラマX線写真。

対処結果

再製したアバットメントは、チタンベースを用いたジルコニアアバットメントとし、接合面の強度に配慮した（図3-a～c）。最終補綴装置装着後、現在1年経過しているが問題なく経過している。

4　文献考察（ディスカッション・レビュー）

テーマ	著者、雑誌、発行年およびエビデンスレベル	論文タイトル	アブストラクト	SAFEのコメント
ジルコニアアバットメントの破折	Wittneben JG, Gavric J, Belser UC, Bornstein MM, Joda T, Chappuis V, Sailer I, Brägger U. J Dent Res. 2017;96(2):163-170. 2. ランダム化比較試験（RCT）	Esthetic and Clinical Performance of Implant-Supported All-Ceramic Crowns Made with Prefabricated or CAD/CAM Zirconia Abutments: A Randomized, Multicenter Clinical Trial. 既製またはカスタムによるジルコニアアバットメントを用いたインプラントオールセラミッククラウンの審美的・臨床的評価	上顎前歯部インプラント上部構造において、既製ジルコニアアバットメントにセラミックをプレスしたものと、カスタムジルコニアアバットメントにセラミックを築盛したクラウンで、審美的・臨床評価を行った。結果は、6ヵ月後、1年後ともに両者に差は認められず、どちらも良好な審美結果および臨床的結果を示した。	審美領域において必ずしもカスタムアバットメントを製作する必要はなく、既製アバットメントとプレスセラミックでも良好な審美性が得られることが示唆された。

5　SAFEの見解および予防策（コンクルージョン）

SAFEの見解

本症例では、幸いインプラントは無事であったが、補綴装置をやり替える必要があるため**トラブルシューティングレベルはⅡ**である。

前歯部インプラント治療の際、ジルコニアアバットメントは高い審美性を得られるのみならず、強度や生体親和性においても最良の選択肢の一つとなっている。しかしながら今回のようなジルコニアアバットメントの破折は、転倒などのアクシデント以外でも報告されている。その要因として、近年のアバットメント粘膜貫通部をコンケイブ形態にすること[1]やプラットフォームスイッチングの普及により

2-1 フルジルコニアアバットメントの破折に対するチタンベースのジルコニアアバットメントのリカバリー

アバットメント頚部の幅径が狭くなっていること[2]が考えられる。これらの変化には塑性変形をともなわない脆性破壊を呈するジルコニアは耐久性に不安が残る。また本症例の摘出したアバットメントにはインプラントの摩耗粉が付いており、その問題も指摘されている[3]。

予防策

インプラントとアバットメントの接合部のみチタンベースを使うことにより、接合部の強度を上げつつ審美性を保つことができる。そのためにもジルコニアとチタンの確実な接着操作が必須となる。また、本症例では破折の原因が外傷であったが、ジルコニアアバットメントの破折は研究データでパラファンクションの関与が示唆されるため、ナイトガードの使用を推奨する。加えて、インプラントの埋入位置が浅いなど、どうしてもフルジルコニアアバットメントを選択せねばならない状態を作らないためにもプランニングが重要であるといえる。

なお、フルジルコニアアバットメントにチタン粉末の付着も確認できることからジルコニアとチタンの強度の差から経年的にチタンの摩耗が生じることが報告されている。したがって、本症例の長期治療計画を考えるならばチタンベースを用いたアバットメントの使用を第一選択とすべきであったと思われる。

6 補足（サプリメント）

図4-a チタンの金属色を遮蔽するためのオペーク色のレジンセメント。
図4-b チタンベースにサンドブラスト処理を行う。

ジルコニアに対する接着は、シリカを主成分としているセラミックスで採用している方法では効果が薄いといわれている。そこで、今までに多くの研究報告がされており、現在では機械的嵌合のためにアルミナサンドブラスト処理後に化学的結合としてMDPのようなリン酸エステル系モノマーを用いて処理した後、レジン系装着材料を用いて接着することが推奨されている。

またチタンベースに対する被着面処理は、①アルミナサンドブラスト処理 ②金属プライマーの順になされる。リン酸エステル系やホスホン酸系の接着性モノマーを含有する金属プライマーの使用が有効と考えられる。

参考文献

1. Rompen E, Raepsaet N, Domken O, Touati B, Van Dooren E. Soft tissue stability at the facial aspect of gingivally converging abutments in the esthetic zone: A pilot clinical study. J Prosthet Dent 2007;97(6 Suppl):S119-125.
2. 末瀬一彦, 佐藤琢也, 南 昌宏, 川添堯彬. インプラント補綴におけるジルコニアコーピングとアバットメントの設計に関する力学的評価：三次元有限要素解析. 日口腔インプラント誌 2009;22(4):461-470.
3. 五十嵐崇恭, 関根秀志, 浅井澄人, 五十嵐俊男, 吉成正雄. ジルコニアがチタンに及ぼす摺動摩耗特性. 日口腔インプラント誌 2009;22(4):478-484.

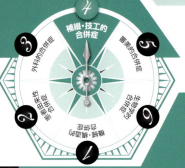

2章 インプラントアバットメントのトラブル

2-2 アバットメントの不適合

非純正アバットメント境界部の瘻孔に対する純正アバットメント交換での対応

Level Ⅵ	専門機関への依頼を要する
Level Ⅴ	①〜④の4つを要する
Level Ⅳ	①〜④の3つを要する
Level Ⅲ	①〜④の2つを要する
Level Ⅱ	①〜④の1つを要する
Level Ⅰ	①〜④を特に要さない

Factor（①外科的な侵襲、②高度な知識・技術、③長期的な治療期間、④高額な治療費）

1 トラブルおよび問題提起（マテリアル）

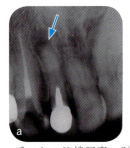
図1-a　デンタルX線写真。2|根尖部には破折したインスツルメントと透過像を認める（青矢印）。

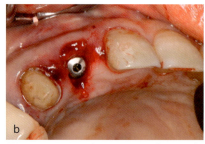
図1-b　フラップレスでインプラント埋入後、ロール法で唇側歯肉増大を行った。

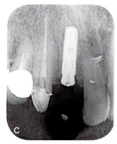
図1-c　インプラント埋入直後のデンタルX線写真。適切な位置に埋入されているのが確認できる。

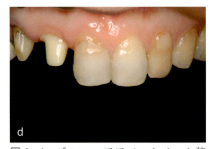
図1-d　ジルコニアアバットメント装着後。チタンアバットメントの際に見られるメタルカラーもなく審美的である。

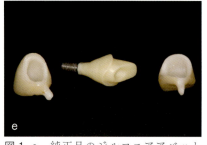
図1-e　純正品のジルコニアアバットメントが入手できなかったため、非純正品を使用した。

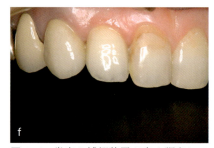
図1-f　歯肉と補綴装置が良く調和している。

トラブル

　患者は47歳、女性。2|の疼痛、下顎両側臼歯部咬合痛を主訴に来院。既往歴は特記事項なし。
　2|の根管内異物除去を試みたが、除去できなかった。予後不良のため抜歯してソケットプリザベーションを行った。6週間後、フラップレスでインプラント埋入を行い、非純正ジルコニアアバットメントとオールセラミッククラウンを装着した。6ヵ月後、同部の唇側歯肉に瘻孔を認めた。患者の自覚症状はなかった。

2-2 非純正アバットメント境界部の瘻孔に対する純正アバットメント交換での対応

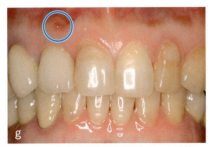

図1-g　最終補綴装置装着6ヵ月後。唇側歯肉に瘻孔を認める。

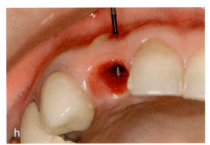

図1-h　瘻孔部にプローブを挿入すると、インプラント-アバットメント境界部に到達した。

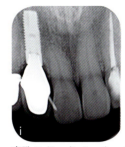

図1-i　瘻孔にガッタパーチャポイントを挿入して診査した。その結果インプラント-アバットメント境界部にガッタパーチャが到達しているのがわかる。

問題提起

ガッタパーチャポイントを挿入して診査した結果、インプラントとアバットメントの境界部に瘻孔形成を認めた。同部の適合不良のためにマイクロギャップが生じ、感染したと考える。

2 対処および解決方法（メソッド・シューティング）

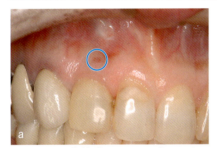

図2-a　以前装着していたプロビジョナルレストレーション再装着後2ヵ月で、瘻孔は消失した。

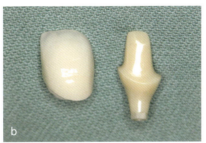

図2-b　改良型ジルコニアアバットメント。以前と同じジルコニアアバットメントをネジ止めし、クラウンはセメント固定とした。

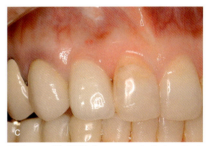

図2-c　改良型ジルコニアアバットメントを装着した。

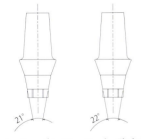

図2-d　Astra（レギュラー）。改良前（左）と改良後（右）。

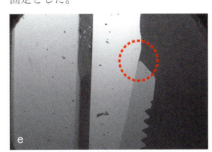

図2-e　改良前。微小な隙間を認める。

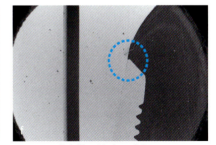

図2-f　改良後。適合は良好。

SAFE(Sharing All Failed Experiences) Troubleshooting Guide　Volume 4　補綴・技工的合併症編

2章　インプラントアバットメントのトラブル

トラブルの対処および解決方法

プロビジョナルレストレーションを装着していたときには問題が起きていなかったことから、保管していたテンポラリーアバットメントおよびプロビジョナルレストレーションにいったん変更したところ、瘻孔は消失した。瘻孔が生じた部位がインプラント‐アバットメント境界部であり、非純正のジルコニアアバットメントを用いたことから適合不良を生じ、感染したためであると考えられることから純正のジルコニアアバットメントに変更しクラウンを再製し解決をした。

3 対処結果（リザルト）

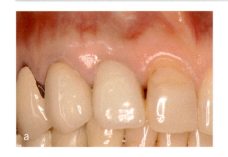
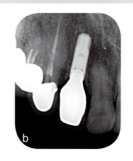

図3-a　4年経過後。瘻孔は認められない。
図3-b　同X線写真。X線的にも問題は認めない。

対処結果
瘻孔の消失後、改良型のジルコニアアバットメントを新製して装着した。術後4年が経過しているが、瘻孔は認めない。

4 文献考察（ディスカッション・レビュー）

テーマ	著者、雑誌、発行年およびエビデンスレベル	論文タイトル	アブストラクト	SAFEのコメント
カンチレバーの影響	Van Nimwegen WG, Raghoebar GM, Tymstra N, Vissink A, Meijer HJA. J Oral Rehabil 2017;44(6): 461-471. 5. 記述研究	How to treat two adjacent missing teeth with dental implants. A systematic review on single implant-supported two-unit cantilever FDP's and results of a 5-year prospective comparative study in the aesthetic zone. 2歯連続欠損におけるインプラント治療による方法：審美領域における1本のインプラントによるカンチレバータイプの固定性修復における5年予後	審美領域の中切歯・側切歯連続欠損に対して1本のインプラントとカンチレバータイプの固定性修復を行い、5年予後をレビューした。インプラントの生存率は96.6%～100%であり、辺縁骨吸収は遠心カンチレバーのほうが有意に高く、技術的合併症は近心カンチレバーで多く見られた。	前歯部で近遠心的スペースが不足しているケースでは、カンチレバーを用いた補綴装置も選択肢となりうる。その際、できるだけ側切歯をポンティックにするほうが合併症を防止できる。

2-2 非純正アバットメント境界部の瘻孔に対する純正アバットメント交換での対応

5 SAFEの見解および予防策（コンクルージョン）

SAFEの見解

本症例では、非純正品のジルコニアアバットメントを用いたことにより、インプラントとアバットメント連結部にマイクロギャップが生じた。そのため同部に感染が起こり、エクスターナルタイプのインプラントを深く埋入した際に見られるような瘻孔形成を認めた。マイクロギャップのない改良型アバットメントに変更後は、同部に瘻孔を認めておらず、歯肉レベルは安定している。

アバットメントおよび上部構造の変更によりトラブルが解決されたことから、**トラブルシューティングレベルはⅡ**である。

予防策

インプラント本体を守るためにも、特別な理由がない限りはなるべく純正品を選択すべきであると考える。純正品を使用していない場合は、インプラント自体の保証を受けられない可能性があることに留意する。

さらに、発生したトラブルを検証するとき、できるだけ多くの要因を排除するためにもやはり純正品の使用を勧める。

長期的な安定を望むのなら純正アバットメントを使用することを勧める。非純正アバットメントの使用はインプラント自体の保証が受けられない可能性があることに加えて、後に補足でも記述するが、機械的・生物学的トラブルが発生しやすいと考えている。さらには発生したトラブルを検証する際に非純正のものを使用していると原因が複数にまたがる場合があるため、原因追求を行うことが困難となる。

6 補足（サプリメント）

テーパージョイントとバットジョイントではマイクロギャップの有無からバットジョイントのほうがバクテリアの侵入を許してしまう。また、テーパージョイントのインプラントであっても純正のアバットメントと比較して非純正のアバットメントはコネクションの表面が不適合であることから、バクテリアの増殖を引き起こすスペースを与えてしまう（図4）。

一般的に純正のアバットメントと比較して非純正のアバットメントを使用した際には以下の点において不利である。

1：マイクロギャップが大きい
2：生体力学的デザインが配慮されていない
3：回転不適合の増大
4：荷重下でのインプラントアバットメント複合体の弱化
5：メーカーによる保証の無効

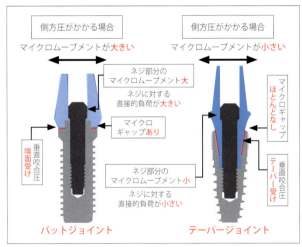

図4　バットジョイントとテーパージョイントのマイクロギャップの比較。

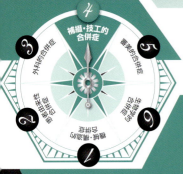

2章 インプラントアバットメントのトラブル

2-3 アバットメントの緩み

セメント固定時のアバットメントスクリューの緩みへの対応

Level Ⅵ	専門機関への依頼を要する
Level Ⅴ	①〜④の4つを要する
Level Ⅳ	①〜④の3つを要する
Level Ⅲ	①〜④の2つを要する
Level Ⅱ	①〜④の1つを要する
Level Ⅰ	①〜④を特に要さない

Factor（①外科的な侵襲、②高度な知識・技術、③長期的な治療期間、④高額な治療費）

1 トラブルおよび問題提起（マテリアル）

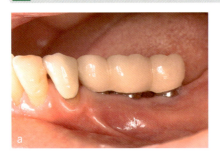
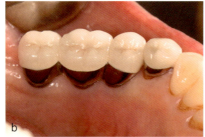
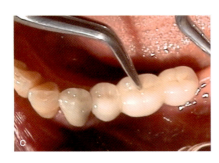
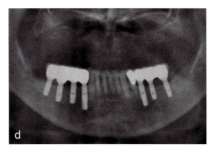

図1-a 受診時口腔内写真。|5 6 7|部インプラント周囲粘膜に炎症所見は認めなかった。

図1-b インプラント補綴装置はセメント固定で装着され、舌側の清掃状態は良好で、周囲粘膜に発赤と腫脹を認めなかった。

図1-c ピンセットで補綴装置を揺すると、補綴装置に著明な動揺が認められた。

図1-d 受診時のパノラマX線画像。歯槽頂部でインプラント周囲に若干の骨吸収が認められた。

トラブル

患者は64歳、女性。既往歴に特記事項なし。

当院で両側下顎臼歯部にインプラントを埋入した。二次手術でオッセオインテグレーションが獲得されたため、紹介医でインプラント補綴装置が装着された。しかし、装着後9ヵ月に、|5 6 7|部のインプラント補綴装置が動くとのことで来院した。

口腔内所見として、|5 6 7|部にはセメント固定でインプラント補綴装置が装着され、著明に動揺していた。一方、周囲粘膜に炎症所見は認めず、疼痛は見られなかった（図1-a〜c）。

パノラマX線画像では、|5 6 7|部インプラントの

2-3　セメント固定時のアバットメントスクリューの緩みへの対応

歯槽頂部に若干の骨吸収が見られたが、インプラントの周囲にはX線不透過像が認められた（図1-d）。

問題提起

セメント固定で装着されたインプラント補綴装置に動揺が認められた場合、その原因としてオッセオインテグレーションが喪失していることと、アバットメントスクリューが緩んでいることの2つが考えられる。また、アバットメントスクリューに緩みがあった場合、緩みの原因としてオーバーロードとその結果インプラントの破折が生じている可能性があるため精査しておく必要がある。

2 対処および解決方法（メソッド・シューティング）

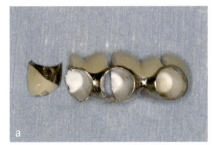

図2-a　インプラント補綴装置を切断し除去した。内面には仮着セメントが付着していた。

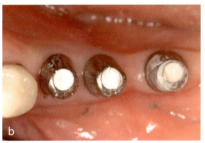

図2-b　アバットメントには仮着セメントが見られ、動揺が認められた。

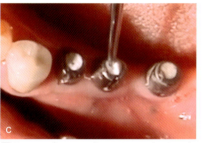

図2-c　ピンセットでアバットメントを揺すると、アバットメントに著明な動揺が認められた。

トラブルの対処および解決方法

紹介医に問い合わせたところ、インプラント補綴装置は仮着セメントで合着していたとのことであった。クラウンリムーバーを用いてインプラント補綴装置の除去を試みたが、インプラント補綴装置が動揺するため適切な力が加わらず除去が困難であった。

紹介医の了承を得て、インプラント補綴装置を切断して除去した（図2-a）。アバットメントには仮着セメントが見られ、著明な動揺が認められた（図2-b、c）。仮着セメントを除去したところ、アバットメントスクリューに緩みが認められたため、アバットメントを除去した。インプラントに動揺は見られず、インプラントの内面にも破折は認めなかった。

2章　インプラントアバットメントのトラブル

3　対処結果（リザルト）

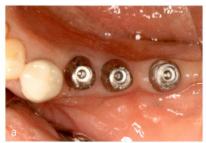
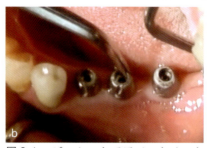
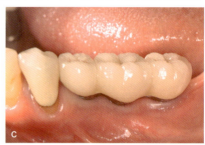

図3-a　アバットメントを再装着したが、動揺は認められなかった。

図3-b　ピンセットでアバットメントを揺すっても、アバットメントに動揺を認めなかった。

図3-c　紹介医でインプラント補綴装置が再装着され、補綴装置に動揺は認められなかった。

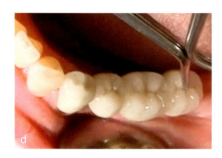
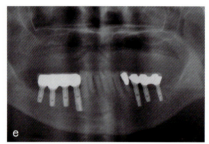

図3-d　ピンセットでインプラント補綴装置を揺すっても、補綴装置に動揺を認めなかった。

図3-e　再装着後6年のパノラマX線写真。インプラントの周囲にはX線不透過像が見られ、骨吸収の進行は認めなかった。

対処結果

アバットメントを再装着し（図3-a）、アバットメントに動揺を認めなかったため（図3-b）、紹介医でインプラント補綴装置を装着した（図3-c）。再装着後にインプラント補綴装置の動揺は見られず（図3-d）、再装着後6年のパノラマX線でもインプラントの周囲にX線不透過像が認められた（図3-e）。

4　文献考察（ディスカッション・レビュー）

テーマ	著者、雑誌、発行年およびエビデンスレベル	論文タイトル	アブストラクト	SAFEのコメント
アバットメントスクリューの動揺	Chaar MS, Att W, Strub JR. J Oral Rehabil 2011; 38(9):697-711. 1. システマティックレビュー（SR）	Prosthetic outcome of cement-retained implant-supported fixed dental restorations: a systematic review. セメント固定式インプラント補綴装置の補綴的成績：システマティックレビュー	セメント固定のインプラント補綴装置について32編の論文をレビュー。もっとも多い技術的合併症は、順に、維持の喪失（脱離）、チッピング、アバットメントスクリューの緩みであった。	セメント固定のインプラント補綴装置におけるアバットメントスクリューの緩みは対応が非常に困難であるため、スクリューアクセスホールの位置が審美的に障害とならないケースではスクリュー固定が望ましい。

5　SAFEの見解および予防策（コンクルージョン）

SAFEの見解

アバットメントスクリューの増し締めを試みるが上部冠を外せないという、セメント固定タイプの補綴に起こりうるトラブルである。セメント固定タイプの補綴はスクリューアクセスホールが咬合面にないため、咬頭嵌合位を安定させやすい咬合面形態に

2-3　セメント固定時のアバットメントスクリューの緩みへの対応

なり、咬合接触が与えやすい。また、隣接面コンタクトの調整の簡便さなどの利点も多い。また過大な力が補綴装置にかかった場合、仮着セメントの破壊が起こり、上部冠が脱離することによるインプラント自体への力の軽減も利点の一つである。よって審美性にも優れる。

しかしアバットメントのスクリューが緩んだ場合はアバットメントを固定することができないために動揺し、仮着セメントでセットしても簡便に上部冠をクラウンリムーバーで外すことができない。無理な力をかけるとアバットメントスクリューの破損が生じる。一歯の単冠はほぼ外せず、複数歯の補綴でも外しにくいことが多い。一方、スクリュー固定タイプの補綴装置の場合は簡便にスクリューを再度増し締めすることができるため、今回のケースのように再製する必要はなかったと思われる。

本症例では紹介医にて無償で補綴装置を再製されたものの、本来の治療過程を考えれば、本症例の**トラブルシューティングレベルはⅡ**である。

予防策

本症例のようなトラブルがないという点では、スクリュー固定が第一選択と考えられる。一方、セメント固定タイプの補綴を選択する場合はプロビジョナルレストレーション経過観察時のアバットメントスクリューの増し締めを徹底する必要がある。また、複数歯の場合は、最終補綴の仮着セメントの量を特に少なくすることにより、メインテナンス時やトラブルが起きたときに補綴装置を除去しやすくなる。

本症例の長期治療計画としてはアバットメントの緩みの確認、オープンコンタクト対応を行い、今後のオーバーデンチャーなどの再介入の際にはスクリュー固定を選択に入れたい症例である。

❻ 補足（サプリメント）

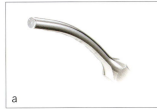
a
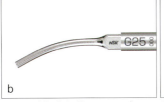
b
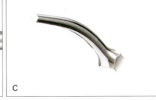
c
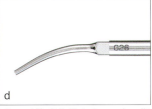
d

図4-a、b　補綴物除去チップ ø1.65mm（株式会社ナカニシ）。直接超音波振動を加えることで補綴装置の除去を容易にする。　図4-c、d　補綴物除去チップ ø1.3mm（株式会社ナカニシ）。指定された（Gモード）以下のパワーの振動数を補綴装置に与える。

仮着セメントで固定したインプラント補綴装置に緩みや脱離が起こったときは、セメントが残存しているかどうかを確認する。セメントが残っていない場合は、インプラント補綴装置が長期間脱離していた可能性が高く、インプラント補綴装置の適合不良か、想定以上の応力がかかっていた可能性があるので、適合と咬合の再確認が必要である。特に複数のインプラントを連結したインプラント補綴装置では、一部の脱離を認識しにくいので、仮着している場合には、定期的にリムーバーでインプラント補綴装置を外して確認することをお勧めする。インプラント補綴では陶材を用いることも多く、リムーバーで除去するときにはインプラント補綴装置を傷つけないように注意する必要がある。

アバットメントが緩んで外れない場合や、仮着セメントがしっかりと接着されていて外せない場合、補綴物除去超音波チップ（図4-a、b）をインプラント補綴装置に当て、セメントを破壊させてインプラント補綴装置の仮着セメントの除去を試みることをお勧めする。

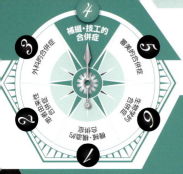

2章　インプラントアバットメントのトラブル

2-4　アバットメントの破折

アバットメントの破折に対しインプラントの撤去・再埋入による対応

Level Ⅵ　専門機関への依頼を要する
Level Ⅴ　①〜④の4つを要する
Level Ⅳ　①〜④の3つを要する
Level Ⅲ　①〜④の2つを要する
Level Ⅱ　①〜④の1つを要する
Level Ⅰ　①〜④を特に要さない

Factor（①外科的な侵襲、②高度な知識・技術、③長期的な治療期間、④高額な治療費）

1　トラブルおよび問題提起（マテリアル）

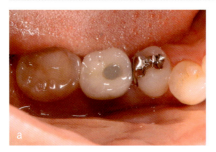
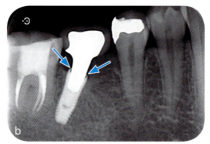
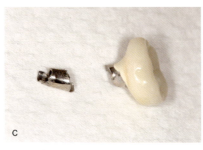
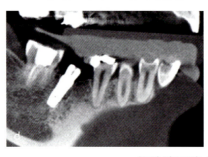

図1-a　初診時口腔内写真。アクセスホールがインプラント補綴装置の近心に位置している。歯周組織に炎症は認められない。

図1-b　初診時デンタルX線写真。アバットメントとインプラント体の間に隙間が認められる（青矢印）。

図1-c　アバットメントの破折。

図1-d　アバットメント破折時頬舌断CT画像。インプラント体は隣在歯に比べて著しく近心傾斜している。

トラブル

患者は35歳、女性。既往歴は特記事項なし。

3年前、某歯科医院で 6̅ のインプラント治療を受けたが咀嚼時の疼痛が続き、当院に来院した。インプラントの埋入角度がきつく、咬合力による影響がインプラントに及んでいることが疼痛の原因と考えた。アバットメントのスクリューが緩んでいたので締め直しをするも疼痛は軽減しなかったが、患者と相談のうえ経過観察をすることとなった。

初診時口腔内ではスクリューアクセスホールが近心に位置していた。デンタルX線写真から埋入位置は遠心で、近心に傾斜していることが確認された（図1）。

初診から6ヵ月ほど経過観察していたが、アバットメントが破折し、応急処置としてヒーリングアバットメントを装着した（図1-c）。インプラントは顎骨内に存在し、頬舌的な位置は問題なかったが、インプラントの近心傾斜が認められた（図1-d）。

2-4　アバットメントの破折に対しインプラントの撤去・再埋入による対応

問題提起
インプラントが遠心に位置し、近心傾斜して埋入されており、咬合力がアバットメントやインプラントの一部に集中しやすい状態であった。

② 対処および解決方法（メソッド・シューティング）

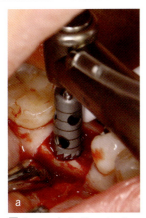
図2-a　トレフィンバーによる骨の削合。

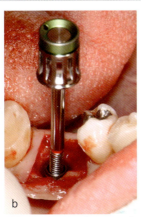
図2-b　インプラント上部にスクリューを装着。

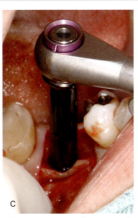
図2-c　インプラントを反時計回りに回転。

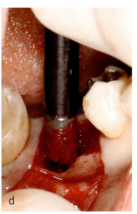
図2-d　インプラントを摘出。

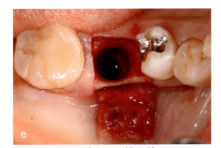
図2-e　インプラント摘出後。

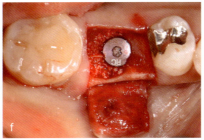
図2-f　再埋入し、骨補填材料Bio-Oss®を填入して縫合。

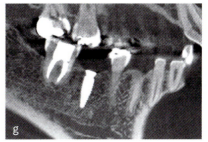
図2-g　術後CT画像。

トラブルの対処
　インプラントをこのまま使用し、新しいアバットメントを製作したとしても、咬合力がアバットメントの一部に集中し、再びアバットメントの破折を起こすリスクは高いと判断。患者年齢が30代ということも考慮し、インプラントの撤去と、埋入位置および角度を修正しての再埋入を計画した。

トラブルの解決方法
　全層弁で剥離し、911kitのみでの撤去を試みたが、300Ncmのトルクでもインプラントは回転せず、トレフィンバーでインプラント周囲の骨を削合した（図2-a）。インプラント上部にフィクスチャーリムーバースクリューを専用のTorxドライバーを使用して時計回りに40〜70Ncmで締め込み（図2-b）、フィクスチャーリムーバーをフィクスチャーリムーバースクリューに反時計回りで装着し、トルクレンチで反時計回りに回転させて撤去を図り（図2-c）、インプラントを摘出した（図2-d）。インプラント周囲の骨吸収は見られなかった。
　インプラントの摘出後、サージカルガイドを用いて埋入角度を修正して、適切な位置に新しいインプラントを埋入し、骨欠損部に骨補填材料を填入し縫合した（図2-e、f）。
　術後のCT画像で、インプラントが適正な位置と角度で埋入されていることを確認した（図2-g）。

2章　インプラントアバットメントのトラブル

3　対処結果(リザルト)

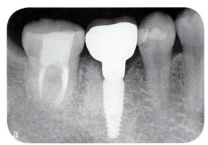
図3-a　補綴後のデンタルX線写真。インプラント体の角度が修正されている。

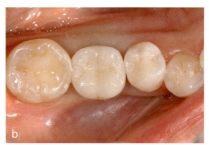
図3-b　補綴後の口腔内写真咬合面観。アクセスホールがインプラント補綴装置の中央に位置している。

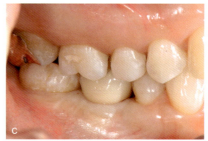
図3-c　補綴後の口腔内写真頬側面観。歯周組織、咬合状態はともに安定している。

対処結果

インプラントの再埋入後約4ヵ月後にインプラント補綴装置を装着した。スクリューアクセスホールが初診時と違い、インプラント補綴装置の中央に位置している。

現在、インプラント周囲の骨吸収はなく粘膜も正常であり、咀嚼時の疼痛もなくなり良好に経過している。

4　文献考察(ディスカッション・レビュー)

テーマ	著者、雑誌、発行年およびエビデンスレベル	論文タイトル	アブストラクト	SAFEのコメント
傾斜インプラントの影響	Apaza Alccayhuaman KA, Soto-Peñaloza D, Nakajima Y, Papageorgiou SN, Botticelli D, Lang NP. Clin Oral Implants Res 2018;29 Suppl 18:295-308. **1. システマティックレビュー(SR)/ メタアナリシス(MA)**	Biological and technical complications of tilted implants in comparison with straight implants supporting fixed dental prostheses. A systematic review and meta-analysis. 傾斜埋入インプラントと歯軸方向インプラントの固定性の補綴における生物学的・技術的合併症システマティックレビューとメタアナリシス	傾斜埋入とストレート(歯軸方向)埋入したインプラント上部構造の生物学的および技術的合併症について17編の論文をレビュー。インプラントの生存、辺縁骨吸収、技術的合併症に差はみられなかったが、研究モデルの不均一性によるところも多い。	傾斜埋入とストレート埋入を同様に比較することは困難であるが、生存率や合併症への影響は少ないと言われている。むしろ、傾斜埋入したことによってカンチレバーが大きくなることが、インプラントの喪失や辺縁骨吸収あるいは技術的合併症の原因となりうると言われている。

2-4 アバットメントの破折に対しインプラントの撤去・再埋入による対応

5 SAFEの見解および予防策（コンクルージョン）

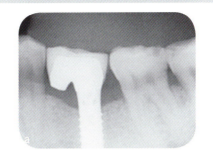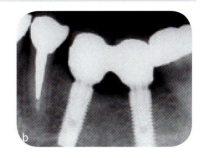

図4-a インプラントを遠心に寄せて埋入し、インプラント補綴装置に清掃性の高いカントゥアを付与した。（1999年）

図4-b 近遠心的に距離が大きい場合は2本の埋入を行う。（2005年）

SAFEの見解および予防策

1歯の中間欠損のインプラントであっても、インプラント最終補綴を意識し、シミュレーションガイドシステムにより近遠心、頬舌、垂直的埋入位置を決定し、サージカルガイドを用いて適切に埋入を行い、正しい形態のインプラント補綴装置を製作することが長期予後につながると考える。

そのためには、上下・近遠心的な補綴スペースを考慮し、時には隣在歯の欠損側プロキシマルカントゥアの調整、あるいは埋入位置を対合歯との咬頭対窩を考慮し、近遠心的に中央ではなく、近心か遠心に寄せて埋入し、インプラント補綴装置の咬頭を対合歯に咬頭嵌合させ、空いたスペースはポンティックにし、清掃性を高める、あるいはインプラントを2本埋入する。

6 補足（サプリメント）

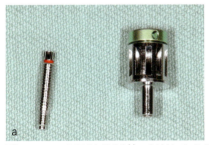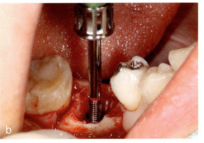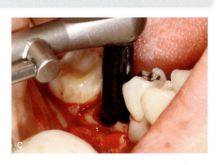

図5-a〜c MEGAGEN社の911kitおよびそれを利用したフィクスチャーの除去。

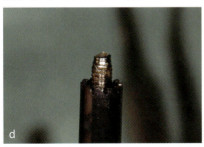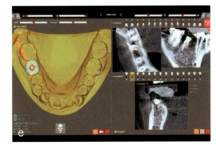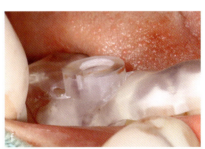

図5-d〜f サージカルガイドR2GATEを用い、慎重に埋入を行った。

今回、MEGAGEN社の911kitを使用し、インプラントの撤去を試みた。最初はトレフィンバーを使用せずにフィクスチャーリムーバーを用いたが、300Ncmを超えたトルクで力をかけてしまい、スクリューの破折を招いてしまった。

再埋入は、患者の心情もあり、失敗は許されない。サージカルガイドR2GATEを用い、慎重に埋入を行った。

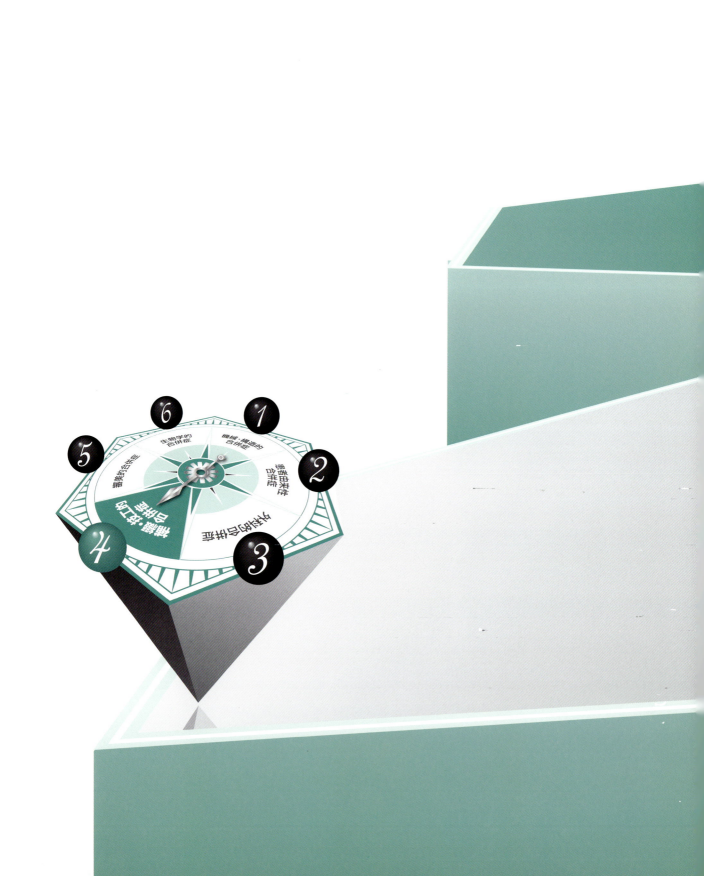

インプラントオーバーデンチャーのトラブル

3章

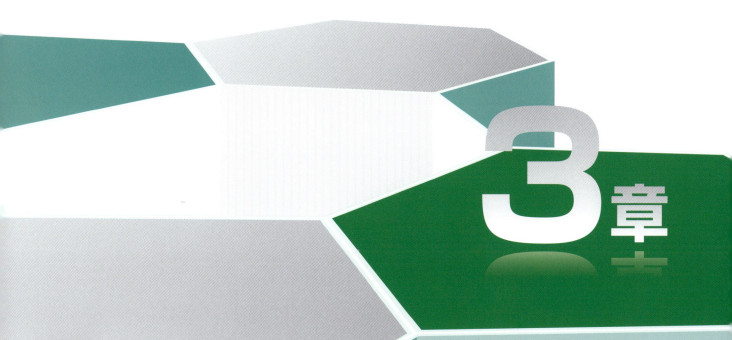

3-1	Level 1 2 3 4 5 6	ヒーリングアバットメントの破折 **スクリューのリペアキットでの除去対応**	74
3-2	Level 1 2 3 4 5 6	アタッチメントの着脱困難、違和感 **バーアタッチメントから 磁性アタッチメントへの変更**	78
3-3	Level 1 2 3 4 5 6	リテンションディスクの変形 **維持力が一段階低い リテンションディスクの交換での対応**	82
3-4	Level 1 2 3 4 5 6	オーバーデンチャーの破折 **頑強なワイヤーをアタッチメント近傍に 追加しての修理**	86
3-5	Level 1 2 3 4 5 6	顎位のズレ **オーバーデンチャーに問題が 起きた場合の治療用義歯の活用法**	90
3-6	Level 1 2 3 4 5 6	磁性アタッチメントの破損 **不良インプラントを避けて インプラント2本追加埋入でのリカバリー**	94

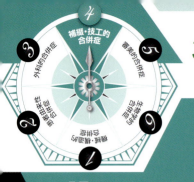

3章 インプラントオーバーデンチャーのトラブル

3-1 ヒーリングアバットメントの破折

スクリューのリペアキットでの除去対応

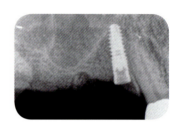

Factor（①外科的な侵襲、②高度な知識・技術、③長期的な治療期間、④高額な治療費）

1 トラブルおよび問題提起（マテリアル）

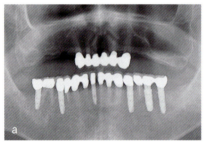
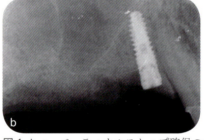

図1-a 術後3年4ヵ月パノラマX線写真。上顎前歯ブリッジロウ着部分破折。

図1-b、c バーティカルストップ確保のため、上顎洞を避けて両側4番部にインプラントを埋入。

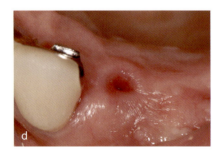
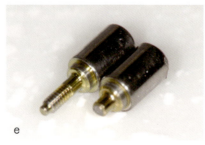

図1-d ヒーリングアバットメントスクリューが破折し、インプラントフレンジトップが歯肉に覆われた状態。

図1-e 右：スクリューが破折したヒーリングアバットメント。左：通常のヒーリングアバットメント。

トラブルおよび問題提起

患者は68歳、男性。咀嚼障害を主訴に来院。16年前に左右上顎洞炎にて根治手術を受けており、上顎洞へのアプローチは禁忌であった。

最終補綴として、上顎は前歯部ブリッジおよび臼歯部部分床義歯、下顎はインプラントを用いた固定性のクラウンブリッジを用いた。しかし装着3年4ヵ月後、安定したバーティカルストップの欠如による下顎の突き上げにより、上顎前歯部ブリッジのロウ着部が破折を起こした。

上顎前歯部ブリッジを再製するにあたり、臼歯部に安定したバーティカルストップを確保することが

3-1　スクリューのリペアキットでの除去対応

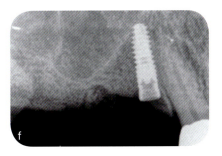
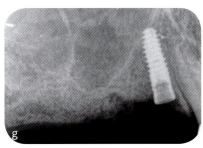

図1-f　破折したヒーリングアバットメントスクリューのインプラント内への残存がX線写真にて確認できる。

図1-g　超音波チップで除去を試みるがスクリューが軟らかいため、スクリューが摩耗しているのが確認できる。

必須と考え、上顎洞を避けてインプラントを埋入し、インプラントオーバーデンチャーにて対処することにした。両側4番部にインプラントを埋入後、ヒーリングアバットメントを装着し、根面板として使用した（図1-b、c）。

しかし、義歯の過重によりヒーリングアバットメントのスクリューが破折し、インプラント内にスクリューが残ってしまった（図1-f、g）。

2　対処および解決方法（メソッド・シューティング）

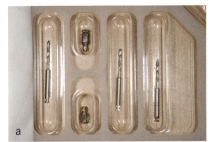
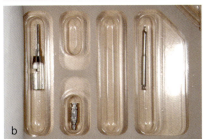
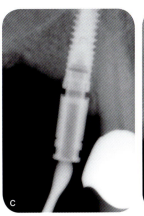
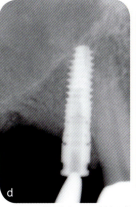
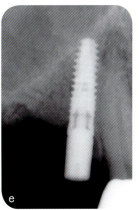

図2-c〜e　スクリューリペアキット使用中のX線写真。リペアキット試適時(c)、破折残存スクリューが認められる。破折残存したスクリュー除去(d)。テレスコープアバットメント装着(e)。

図2-a、b　アバットメントスクリューの緩み、破折への対処法としてのリペアキット（デンツプライフリアデント社）。

トラブルの対処

　マイクロスコープ下にて、超音波チップで残存スクリューを除去しようと試みたがヒーリングアバットメントのメタルが通常のアバットメントスクリューと比較して軟らかいため、除去が困難であった。その対処として、この症例においては、スクリューリペアキットを用いることにした。

トラブルの解決方法

　スクリューリペアキットを用いて残ったスクリューを除去し、印象採得後、テレスコープアバットメントにて根面板を製作し、装着することとした。

3章 インプラントオーバーデンチャーのトラブル

3 対処結果（リザルト）

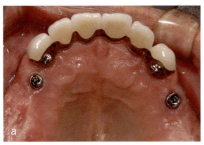

図3-a 装着後口腔内写真。テレスコープアバットメントを用いて製作された根面板を装着。バーティカルストップを得ることができた。

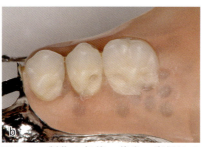

図3-b 製作3年後の義歯。磨耗はそこまででもない。

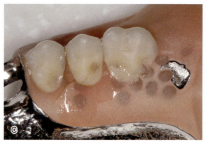

図3-c 製作6年後の義歯。人工歯の磨耗が激しくなり、今後補修が必要になる。

対処結果

　その後義歯は安定し、修理後4年経過するが現在のところ問題は生じていない。しかし、義歯の人工歯は摩耗が激しく、慎重なメインテナンスが必要なケースである。

4 文献考察（ディスカッション・レビュー）

テーマ	著者、雑誌、発行年およびエビデンスレベル	論文タイトル	アブストラクト	SAFEのコメント
異なる種類の下顎オーバーデンチャーの臨床評価	ELsyad MA, Denewar BA, Elsaih EA. Int J Oral Maxillofac Implants. 2018;33(5):1103-1111. 2. ランダム化比較試験（RCT）	Clinical and Radiographic Evaluation of Bar, Telescopic, and Locator Attachments for Implant-Stabilized Overdentures in Patients with Mandibular Atrophied Ridges: A Randomized Controlled Clinical Trial. バー、テレスコープ、ロケーターアタッチメントにおける下顎インプラントオーバーデンチャーの臨床的・放射線学的評価　ランダム化比較試験	ドルダーバー、テレスコープ、ロケーターを用いたオーバーデンチャーのインプラント周囲粘膜・骨の変化や清掃性について、装着6ヵ月後、12ヵ月後に評価した。ドルダーバーがもっとも高いプラークスコア、シンジバルスコア、ポケット深さを示し、次いでロケーター、テレスコープだった。ドルダーバーとテレスコープはロケーターに比べて、顕著な垂直的かつ水平的骨吸収がみられた。	清掃性はテレスコープ、骨吸収に関してはロケーターが良好な結果を示した。患者の年齢や清掃性、埋入したインプラントの長さなどによって、アタッチメントを使い分けることが望ましい。バーアタッチメントは、修理の困難さなどから考えると、できるだけ避けるべきである。

5 SAFEの見解および予防策（コンクルージョン）

SAFEの見解および予防策

　メーカーの違いにもよるが、通常のヒーリングアバットメントと最終的なアバットメントの大きな違いは2つある。ひとつはヒーリングアバットメントとアバットメントスクリューとの硬さの違いである。ヒーリングアバットメントは比較的軟らかい純チタンで製作されているが、通常のアバットメントスクリューは純チタンと比較して非常に硬度があるチタン合金により製作されている。本症例のように超音波チップを使用し、破折したヒーリングアバットメントのスクリュー部の除去を試みたが、チップの強度が勝り、ヒーリングアバットメントのスクリュー

3-1 スクリューのリペアキットでの除去対応

自体が削られ除去が不可能となるケースも多い。

もうひとつの違いは、ヒーリングアバットメントは通常のアバットメントと異なりインプラントフィクスチャーにある内部ヘックス(インターナルヘックスタイプのフィクスチャーで内部にヘックスがある)には嵌合しないことである。そのため、咬合力が加わるとヒーリングアバットメントのスクリュー部のみに応力が集中する。しかし通常のアバットメントを使用すれば、咬合力はアバットメントスクリューのみならずヘックス部に応力が伝わるため、結果としてスクリューの破折予防にもつながる。

咬合力の弱い患者にインプラントオーバーデンチャーの支持目的で使用する場合には、ヒーリングアバットメントを用いたとしてもトラブルが起きる可能性は低い。しかし本症例の患者のように咬合力が強いケースの場合、ヒーリングアバットメントでは上記の強度問題から望ましくなく、通常のアバットメントを支持目的のために加工し使用することが予知性を上げると思われる。

インプラントオーバーデンチャーの目的として義歯の維持、支持、把持があるが、一般的には義歯の沈下を防ぐ目的である支持、もしくは義歯の脱離を防ぐ目的である維持として使用されることが多いと思われる。本症例でテレスコープアバットメントを選択した理由は、インプラントに維持や把持を求めるのではなく、支持のみを目的とした根面板として機能させたかったため、数あるアバットメントの中でプラットフォームからの立ち上がりの形態やプラットフォームから歯肉縁までの距離を調整しやすく、また生体に対する親和性(鋳接タイプのアバットメントを使用するとチタンやジルコニアと比較すると生体親和性に劣るといわれている)という目的でチタン製テレスコープアバットメントを調整、使用したことは有益だと思われる。

もうひとつのポイントは義歯床縁の位置にあると思われる。上顎前歯部やインプラント部への力の軽減を図るには口蓋を抜く設計ではなく、口蓋も覆い、少しでも粘膜支持の要素を増すことが重要だと思われるが、当患者は嘔吐反射がひどく粘膜支持を求めることができなかったことも、原因だと推測される。

6 補足(サプリメント)

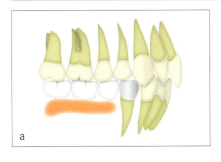
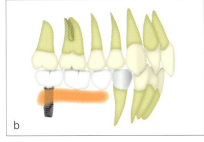

図4-a,b インプラント埋入による臼歯部の沈下防止。(図は参考文献1より引用・改変)

臼歯部すれ違い傾向への注意

左右臼歯部の遊離端欠損が対角線的に進む、臼歯のすれ違い咬合の病状には注意が必要になってくる。両顎ともに対称性がなく、偏った咀嚼癖も相まって歯列にかかる力学的不均衡から新たな欠損が生まれ、さらに不良な状況へ欠損が進行してしまう。欠損歯列の病態を読み、遊離端欠損あるいはすれ違い咬合にしないリスク回避が大切になる。

経済的理由で埋入本数に限りがある場合、臼歯部に沈下防止のインプラントを1本埋入し、オーバーデンチャーの設計にすることで咬合支持を得ることができる。

参考文献
1. 本多正明，宮地建夫，伊藤雄策，武田孝之(編著). 見る目が変わる！「欠損歯列」の読み方，「欠損補綴」の設計. 東京：クインテッセンス出版，2013

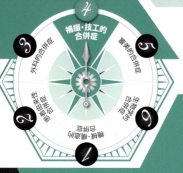

3章 インプラントオーバーデンチャーのトラブル

3-2 アタッチメントの脱着困難、違和感

バーアタッチメントから磁性アタッチメントへの変更

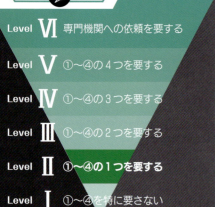

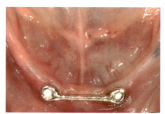

Factor（①外科的な侵襲、②高度な知識・技術、③長期的な治療期間、④高額な治療費）

1 トラブルおよび問題提起（マテリアル）

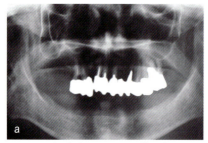
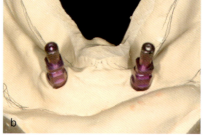

図1-a 初診時パノラマX線写真。大きく咬合平面が乱れている。

図1-b, c トランスファーコーピングを用いた印象採得。口腔内でパターンレジンどうしを固定するように製作されている。

トラブル

患者は77歳、女性。2008年4月初診。既往歴として、1997年に胃癌のため胃全摘手術済み、現在の経過は良好。咀嚼障害を主訴に来院。

上顎は、う蝕ならびに不適合補綴装置が多数存在していた。下顎は無歯顎であり、義歯が痛くて食事ができないとのことであった。

咬合平面の不揃いが咀嚼障害の原因の1つと考え、上下義歯による補綴計画を立案した。上顎は不良補綴装置を除去して仮義歯を製作し、下顎にはインプラントオーバーデンチャーによる補綴計画を立案。最終義歯では上顎にマグネットデンチャー、下顎はバーアタッチメントによるインプラントオーバーデンチャーを製作した。

問題提起

患者は咀嚼機能の改善については満足され喜んでいたが、下顎義歯の取り外しが難しく、また夜間に義歯を外した後、どうしてもバーアタッチメント部を舌で触ってしまい舌が痛いとのことであった。その後、仮義歯（ヒーリングキャップにティッシュコンディショナーを使用）の状態に戻してほしいと訴えられた。

3-2　バーアタッチメントから磁性アタッチメントへの変更

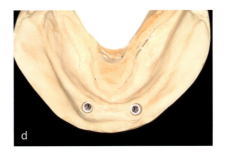
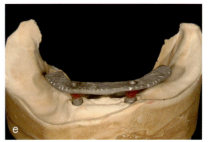
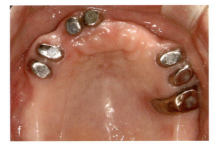
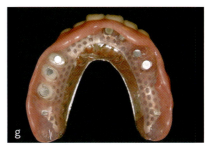
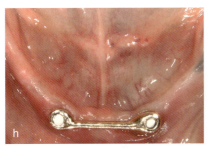
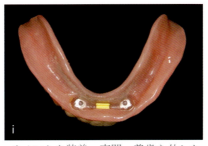

図1-d　最終印象模型。

図1-e　インプラントに連結させたメタルプレートを用いてバイトを採得した（メタルプレートの上にワックスを築盛する）。

図1-f、g　上顎は天然歯に磁性アタッチメントを装着。

図1-h、i　下顎はインプラントにバーアタッチメントを装着。夜間、義歯を外した状態でバーアタッチメントを舌で触ってしまい、舌が痛いと訴えられていたが、舌には炎症所見を認めることはなく、異物感によるストレスが原因ではないかと推察される。

図1-j　$\overline{2|2}$へのインプラント埋入時のパノラマX線写真。インプラント間に若干の角度差があり、下顎にスペースがあることからバーアタッチメントを選択。

2　対処および解決方法（メソッド・シューティング）

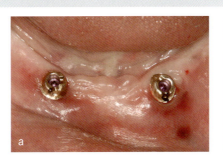
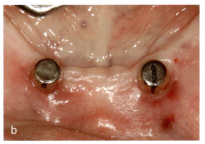

図2-a、b　バーアタッチメントを外しカスタムアバットメントを装着。その上に磁性アタッチメントをセメント合着する。

トラブルの対処および解決方法

　患者の訴えにより、下顎のバーアタッチメントを除去した後、インプラント部をヒーリングキャップに戻した。その後、インプラント部を磁性アタッチメントへと変更した。磁性アタッチメントへの移行は、既存の模型にて、カスタムのアバットメントと磁性アタッチメントのキーパー部を鋳接してあるクラウン（高さ約2mm）を製作しておき、口腔内でアバットメントをスクリューで固定後、クラウンをセメントで合着させた。その後、即時重合レジンを用い、直接法で義歯にマグネットを装着した。

3章　インプラントオーバーデンチャーのトラブル

3 対処結果（リザルト）

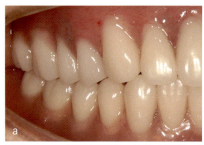 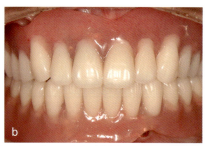 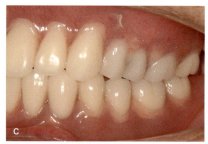

図3-a〜c　治療終了後の口腔内写真。磁性アタッチメントに変更することで問題点が解決された。

対処結果

　現在、術後10年経過しているが良好な状態を維持し、メインテナンスを行うこともできている。

　患者は高齢の女性で、胃を全摘していることにより、食事を数回に分けてゆっくり摂取する必要があった。食事の後に義歯を外して洗浄することが習慣になっており、バーアタッチメントの場合、維持力が強く、着脱に苦労していたとのことであった。患者が爪を少し伸ばしていたことが、着脱を困難にする一つの原因となっていたと考えられる。術前に細部まで確認する必要があったと反省している。

4 文献考察（ディスカッション・レビュー）

テーマ	著者、雑誌、発行年およびエビデンスレベル	論文タイトル	アブストラクト	SAFEのコメント
オーバーデンチャーと骨吸収	Boven GC, Raghoebar GM, Vissink A, Meijer HJ. J Oral Rehabil 2015; 42(3):220-233. 1. システマティックレビュー（SR）	A systematic review of marginal bone loss around implants retaining or supporting overdentures. インプラント支持オーバーデンチャーの辺縁骨吸収	インプラントオーバーデンチャーのために埋入されたインプラント4,200本（13のメーカー）について辺縁骨吸収を調査し、メーカーアタッチメントによる差があるのかを調べた。結果、1年未満、1年〜5年未満、5年以上のすべての期間においてアタッチメントやメーカーによる有意差はみられなかった。	辺縁骨吸収について、アタッチメントの差はない。したがって、アタッチメントの選択は患者の年齢に適した維持力、清掃性、合併症への対応の容易さ、などから判断することが望ましい。

5 SAFEの見解および予防策（コンクルージョン）

SAFEの見解

　本症例はバーアタッチメントを磁性アタッチメントに交換するのみで良好な結果を得ているため、**トラブルシューティングレベルはⅡ**とした。

　バーアタッチメントはインプラント間の埋入角度に差がある場合や、骨質が悪く連結して強度を上げたいときに有効である。バーアタッチメントではバー、クリップ、そして義歯の強度を上げるための補強構造が必要であるため、大きなスペースが必要である。本症例ではインプラント間の角度に少し差があり、下顎にスペースもあったため、バーアタッチメントを選択した。

3-2　バーアタッチメントから磁性アタッチメントへの変更

バーの適合性が不良であると、その部位のインプラント周囲に応力が生じ、骨吸収の原因となりやすい。そのため、本症例の補綴装置製作時には口腔内で試適した後、ロウ着するなど慎重に製作している。しかし、上下顎が総義歯の患者は夜間に義歯を装着しないことが多く、本症例の患者は舌でバーアタッチメント部をどうしても触ってしまうため、舌を傷つけにくい磁性アタッチメントへ変更した。

本症例においては、患者の習慣や習癖をもっと理解した上でアタッチメント選択をする必要があったのかもしれない。

予防策

患者が胃の全摘手術をしており、食事回数が増え

て義歯の着脱回数が多いこと、高齢者であり指先の巧緻性が低下していることを考慮して、補綴設計の段階で最初から磁性アタッチメントロケーターを選択してもよかったのかもしれない。

アタッチメントそれぞれの利点・欠点を理解し、インプラントオーバーデンチャーにおけるアタッチメントの選択を正しく行うことが重要であると考える。

インプラントオーバーデンチャーに限らず、使用しやすい義歯とは咀嚼、会話時に外れることなく、着脱は容易に行うことが可能な義歯である。これは高齢者になると自分自身の問題だけではなく、介護する側にも重要となる。超高齢社会を迎え、歯科医師が考慮しなければならない事項の1つである。

6　補足(サプリメント)

表1　マグフィットの維持力の違い。
(愛知製鋼株式会社. マグフィット® Online. (http://www.magfit.jp/magfit/products/products01.html))

タイプ	フラットタイプ	ＳＸタイプ(セルフアジャスト)	ドームタイプ
外観			
吸着面	フラット	フラット	ドーム
吸引力	750gf	550gf	600gf

磁性アタッチメントには3つのタイプがあり、磁石構造体との接触面が互いに平面となっているフラットタイプ、球面となっているドームタイプ、磁石構造体に樹脂製のハウジングを取り付けて回転、沈下を許容するようにしたセルフアジャスティングタイプがある。

インプラント間の埋入角度に差がある場合、通常のフラットタイプ磁性アタッチメントでは維持力が十分に得られないときがある。その場合はセルフアジャスティングタイプの磁性アタッチメントを選択することをおすすめする。

参考文献
1．前田芳信，和田誠大．インプラントオーバーデンチャーの臨床とエビデンスＱ＆Ａ　―インプラントをしていてよかっ　たと思ってもらうために―．東京：クインテッセンス出版，2017．

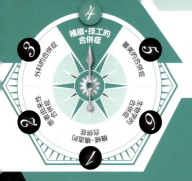

3章 インプラントオーバーデンチャーのトラブル

3-3 リテンションディスクの変形

維持力が一段階低いリテンションディスクの交換での対応

Level VI 専門機関への依頼を要する
Level V ①〜④の4つを要する
Level IV ①〜④の3つを要する
Level III ①〜④の2つを要する
Level II ①〜④の1つを要する
Level I ①〜④を特に要さない

Factor（①外科的な侵襲、②高度な知識・技術、③長期的な治療期間、④高額な治療費）

1 トラブルおよび問題提起（マテリアル）

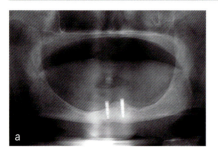

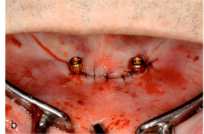

図1-a 下顎インプラント埋入時パノラマX線写真。2本のインプラントに支持を求めた。

図1-b 下顎インプラント埋入時口腔内写真。即時荷重を行った。

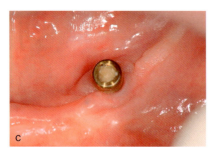

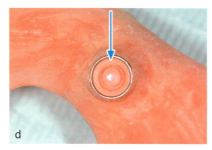

図1-c ロケーターアタッチメント内部の食片圧入。

図1-d リテンションディスクのわずかな変形。

トラブル

患者は81歳、男性。上下顎無歯顎で総義歯による欠損補綴を希望して来院した。上顎は従来型総義歯、下顎は2本のインプラントに支持されるインプラントオーバーデンチャー（以下、IOD）により対応した。

患者はフレイル傾向があり、手指の巧緻性にやや難が認められた。レギュラー径のインプラントが下顎オトガイ孔間に埋入され、ロケーターアタッチメントが設置された。

下顎IODが提供直後より入らなくなり、それと同時に痛みが出てきたとの訴えがあった。調べてみると、リテンションディスクにわずかながら変形が認められ、そのために適正なIODのセッティングが不能になり、維持力低下とともに粘膜面に干渉が生じていた。

3-3　維持力が一段階低いリテンションディスクの交換での対応

問題提起
　患者自身でのアタッチメントの取り扱いは、装着当初はわれわれ術者が考えるよりも難しい可能性がある。また、アタッチメントの変形もしばしば認められるが、その変形に術者・患者双方ともに気がつかないことも多い。

2　対処および解決方法（メソッド・シューティング）

トラブルの対処
　チェアサイドで専用の着脱ツールを用い、ロケーターチップ内のピンクのリテンションディスクを撤去し、代わりに維持力が一段階弱いブルーのリテンションディスクに差し替えた。

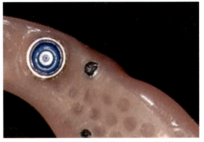

図2-a　変更後の維持力が一段階弱いリテンションディスク。

トラブルの解決方法
1）装着方法（装着方向、装着位置）の再指導
2）ロケーターアバットメント内に食物残渣がないようブラッシング指導
3）それでも着脱が困難なようであれば、維持力が一段階低いリテンションディスクに交換して使用させることも検討する

3　対処結果（リザルト）

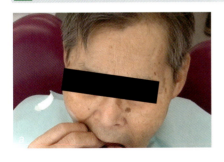
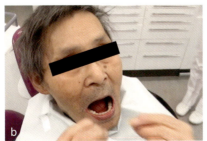

図3-a　ブルー（通常プロトコルでは一番弱い維持力）のリテンションディスクでも義歯の除去が困難。

図3-b　患者の手指の巧緻性を見極め維持力をあえて落とすことも実際の臨床では大切である。

対処結果
　上記の対処によって着脱も容易になり変形も生じなくなった。場合によってはご家族への間接的な指導も必要である。1年以上経過しているが、交換の必要性は生じていない。

3章　インプラントオーバーデンチャーのトラブル

4　文献考察（ディスカッション・レビュー）

テーマ	著者、雑誌、発行年およびエビデンスレベル	論文タイトル	アブストラクト	SAFEのコメント
IODの破折	Chung KH, Chung CY, Cagna DR, Cronin RJ Jr. J Prosthodont 2004; 13(4):221-226. 5. 記述研究	Retention characteristics of attachment systems for implant overdentures. インプラントオーバーデンチャーにおいて異なるアタッチメントシステムの維持の特徴	バー、ボール、ロケーター、磁性アタッチメントでそれぞれ引っ張り試験を行い、平均ひずみを調査した。結果、磁性がもっともひずみが小さく、ボールは中等度で、バーがもっともひずみが大きかった。ロケーターは維持力の強いアタッチメントを用いれば用いるほどひずみは大きかった。	IODの破折は、咬合荷重時のインプラント周囲骨ひずみが関連していることが知られており、そのひずみはアタッチメントの種類によって異なるため、咬合力の強い患者にはアタッチメントの選択が重要である。

5　SAFEの見解および予防策（コンクルージョン）

SAFEの見解

　本症例はリテンションディスクの交換と義歯の修理でトラブルを対処できたため、**トラブルシューティングレベルはⅡ**とする。

　義歯に側方力がかかった時に構造力学の弱い部分で破断するため、補強線をアタッチメント付近で分けるのではなく、アタッチメントの直上を通り、保護するような構造にするのが良い。また、維持装置をアタッチメント・バー・磁力のどれにするかを適切に判断することが必要である。インプラントの配置条件もあるが、患者が取り扱える維持装置を選択するのが望ましい。

予防策

　ロケーターアタッチメントを用いる際にはロケーターの直上を通るように補強構造を義歯の中に組み込む必要がある。

　また、ロケーターは着脱方向の規制がないことから正確な着脱には訓練を要する。場合によっては介助者・家族等に使用を説明する必要がある。

　また、必ずしもロケーターにこだわらずに、着脱の容易なアタッチメント（マグネット・ボール）も選択肢として検討してもよかったかもしれない。

3-3 維持力が一段階低いリテンションディスクの交換での対応

6 補足（サプリメント）

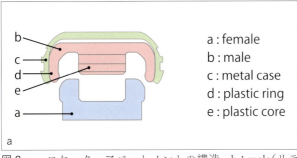

図3-a　ロケーターアバットメントの構造。b：male（リテンションディスク）は専用のツールで大変簡便に、c：メタルケース（ロケーター・キャップ）から脱着できる。20〜40°対応のmaleにはe：プラスチックコアがないため、脱着角度の自由度が拡大されている[1]。

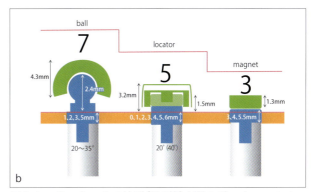

図3-b　7・5・3の法則（必要最小限のデンチャースペースに関する比較）。ロケーターには最低5mmのスペースを確保したい[1]。

表1　維持力のバリエーション[1]

色	Package	REF	Retention(Kg)	Angle(°)
Blue	4	REF08529	0.7	0〜10
Blue	20	REF08529-20		
Pink	4	REF08527	1.4	0〜10
Pink	20	REF08527-20		
Clear	4	REF08524	2.3	0〜10
Clear	20	REF08524-20		
Red	4	REF08548	0.5	10〜20
Red	20	REF08548-20		
Orange	4	REF08915	0.9	10〜20
Orange	20	REF08915-20		
Green	4	REF08547	1.8	10〜20
Green	20	REF08547-20		

リテンションディスクは6種用意されている。プロトコルでは、インプラント間角度が20°を超えたらアングルタイプのディスクを使用するよう示されている。最大40°まで許容するとされている。

ロケーターの利点

　ロケーターアタッチメントは3構造になっており、male部にリテンションディスクを組み込んで使用する。従来のバー、ボールアタッチメントより低い高径のため、デンチャースペースが少なくて済み、インプラントのポジショニングおよび補綴設計に自由度が大きくなる。また他のアタッチメントよりイニシャルコストは安価であり細かいピッチでの高径のバリエーション、維持力のバリエーションが用意されている（表1）。しかし、セット後リテンションディスクの交換は必要になるため、コストや事前に患者へのメンテナンスの説明がいる。

臨床上の注意点

　術者側としては、インプラントの平行性やインプラント間角度が維持力の減衰に関わってくるため、インプラント間角度は20°以内に抑えられることが望ましい。また、患者自身で適度に外せる維持力のディスク選択も重要である。

　患者側としては、着脱位置を間違えて着脱を強引に行ったり、変位したまま噛んだりするとmale部の不可逆的変化が容易に生じてしまうため、使用時には指導を十分に行うことが必要である。

参考文献
1. 中居伸行. 大特集　インプラントオーバーデンチャー ―患者満足度の高いアタッチメントとは？―ロケーター　スタッドアタッチメントの適応症・非適応症―ロケーター®を中心に―. Quintessence DENT Implantol 2014:21(2);26-29.

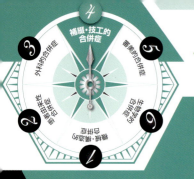

3章 インプラントオーバーデンチャーのトラブル

3-4 オーバーデンチャーの破折

Level Ⅵ 専門機関への依頼を要する
Level Ⅴ ①〜④の4つを要する
Level Ⅳ ①〜④の3つを要する
Level Ⅲ ①〜④の2つを要する
Level Ⅱ ①〜④の1つを要する
Level Ⅰ ①〜④を特に要さない

頑強なワイヤーをアタッチメント近傍に追加しての修理

Factor(①外科的な侵襲、②高度な知識・技術、③長期的な治療期間、④高額な治療費)

1 トラブルおよび問題提起(マテリアル)

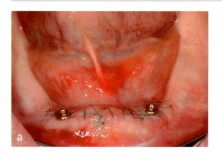
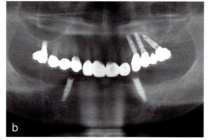
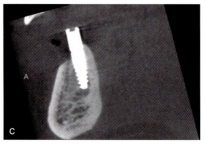
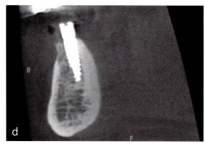

図1-a 下顎インプラント埋入。術直後より即時負荷を与えた。

図1-b 下顎インプラント埋入時パノラマX線写真。インプラントを 4|4 部に設置。

図1-c,d インプラント埋入時CT画像。事前のプランニングどおりに埋入された。

トラブル

患者は64歳、女性。上顎は天然歯列で、下顎に対しインプラントオーバーデンチャー(以下、IOD)による欠損補綴を希望して来院した。下顎前歯部の骨量および骨質ともに良好で、患者は即時負荷による術直後からのIOD使用を希望したため、即時義歯にはワイヤー補強入りの旧義歯を暫間的に利用してIODとしたが、アタッチメント設置のため補強が途絶えた箇所が破折してしまった。

問題提起

メーカーのプロトコルでは義歯の強度については何も言及されていないが、少ない本数によるIODの場合やデンチャースペースが取りづらい位置関係の場合は、積極的に強度補強する設計が必要ではないだろうか。

3-4 頑強なワイヤーをアタッチメント近傍に追加しての修理

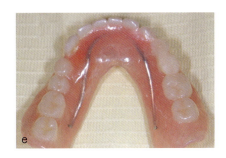
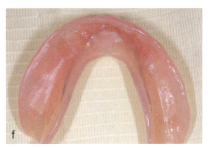

図1-e、f 暫時的に利用した旧義歯。この旧義歯を利用してIODとする。

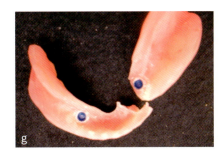
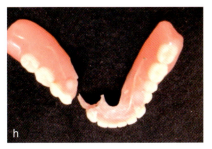

図1-g アタッチメント近傍での破折。使用後、わずか2週間で破折が生じた。

図1-h 破折部位だけ補強線が途切れている。反対側はインプラント上を補強線が通過している。

2 対処および解決方法（メソッド・シューティング）

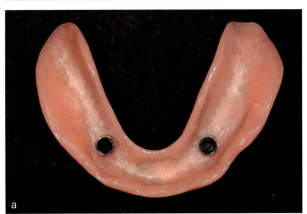

図2-a インプラント直上にメタルフレームを設置した設計。製作のうえでは歯科技工士とのコミュニケーションが必須である。

図2-b 従来のフレームの走行から外れた場合でもアタッチメント部だけは追従してフレームワークを延伸させた。

トラブルの対処

　頑強なワイヤーをアタッチメント近傍に追加し、修理をした。

トラブルの解決方法

　堅牢なメタルフレームを用い、必ずアタッチメント直上を覆うようにして義歯設計を行うことを厳守する。

3章 インプラントオーバーデンチャーのトラブル

3 対処結果(リザルト)

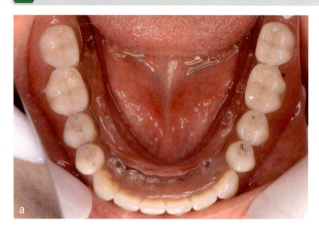

図3-a　IOD装着時。メタルフレームの使用により、剛性の高い義歯に仕上がった。

対処結果

　破折およびそれに類する補綴的偶発症は、その後3年にわたり生じていない。しかし、堅牢で良く噛めるがゆえに、人工歯の磨耗は従来型総義歯に比較して亢進しやすい。

4 文献考察(ディスカッション・レビュー)

テーマ	著者、雑誌、発行年およびエビデンスレベル	論文タイトル	アブストラクト	SAFEのコメント
異なる種類のオーバーデンチャーの補綴的合併症	Cristache CM, Muntianu LA, Burlibasa M, Didilescu AC. Clin Oral Implants Res 2014;25(2):e171-e178. 4. 分析疫学的研究	Five-year clinical trial using three attachment systems for implant overdentures. インプラントオーバーデンチャーに3つのアタッチメントシステムを用いた5ヵ年臨床試験	インプラントオーバーデンチャーにおけるボール、マグネット、ロケーターの3つのアタッチメント(各23症例)で、5年間の調査期間におけるコスト・メインテナンス・合併症について調査した。ゴールド素材のフィメールを用いた場合のボールアタッチメントが最も合併症が多く発生し、インプラントの生存率も最低だった。また、マグネットが他の2つのアタッチメントよりも有意に高いコストがかかることも示された。	毎日着脱するインプラントオーバーデンチャーにおいて、アタッチメントの選択は維持力だけではなく、合併症の頻度やその際にかかるコストなども重要なファクターである。現状では、ロケーターが生存率およびコストパフォーマンスが優れているといえる。

3-4 頑強なワイヤーをアタッチメント近傍に追加しての修理

5 SAFEの見解および予防策（コンクルージョン）

SAFEの見解

本症例は義歯の修理でトラブルを対処できたため、**トラブルシューティングレベルはⅡ**とする。

義歯に側方力がかかった時に構造力学の弱い部分で破断するため、補強線をアタッチメント付近で分けるのではなく、アタッチメントの直上を通り、保護するような構造にするのが良い。また、維持装置をアタッチメント・バー・磁力のどれにするかを適切に判断することが必要である。インプラントの配置条件もあるが、患者が取り扱える維持装置を選択するのが望ましい。

予防策

ロケーターアタッチメントを用いる際にはロケーターの直上を通るように補強構造を義歯の中に組み込む必要がある。

また、ロケーターは着脱方向の規制がないことから正確な着脱には訓練を要する。場合によっては介助者・家族等に使用を説明する必要がある。

本症例においては暫間使用とはいえ、アタッチメント直上に補強ワイヤーを通す処理をしておくべきであったと考える。

6 補足（サプリメント）

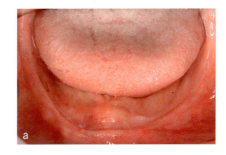
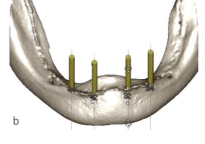
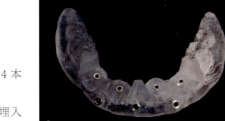
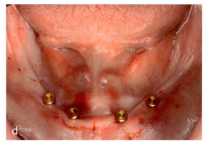

図4-a　無歯顎患者の口腔内。歯槽骨頂がかろうじて視認できる。

図4-b　インプラントプランニングソフトを用いて埋入方向の検討。

図4-c　無剥離無切開即時負荷。4本 ø2.4mm×10mm。

図4-d　ミニインプラントが4本埋入された。

参考症例

下顎のオーバーデンチャーは一般的に、「解剖学的に安全な箇所である」「インプラントオーバーデンチャーのインプラント埋入は、厳格な補綴主導の埋入位置を要求されないため簡単」という誤認があるように思われる。

本症例は小径2.4mmのインプラント（いわゆるミニインプラント）を用い、頬舌的にはぎりぎり骨に隠れる位置で、デンチャースペースにアタッチメントが収まるように前傾させることで、正確な埋入を計画した。可及的に用意周到な対応をしても、結果的にギリギリのポジショニングとなっており、筆者の技量ではフルガイドのサージカルガイドなしでは達成できなかった。ましてやCTの診断なしには、下顎前歯部といえども落とし穴となるケースである。

3章　インプラントオーバーデンチャーのトラブル

3-5　顎位のズレ

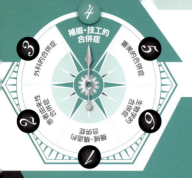

Level VI	専門機関への依頼を要する
Level V	①〜④の4つを要する
Level IV	①〜④の3つを要する
Level III	①〜④の2つを要する
Level II	①〜④の1つを要する
Level I	①〜④を特に要さない

Factor（①外科的な侵襲、②高度な知識・技術、③長期的な治療期間、④高額な治療費）

オーバーデンチャーに問題が起きた場合の治療用義歯の活用法

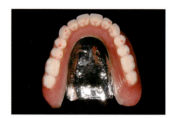

1　トラブルおよび問題提起（マテリアル）

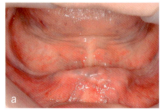

図1-a　下顎無歯顎顎堤。臼歯部に著明な骨吸収を認める。　図1-b　下顎側切歯相当部へインプラントを2本埋入。　図1-c　インプラント埋入時デンタルX線写真。　図1-d　ロケーターアタッチメントを設置。

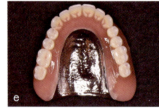 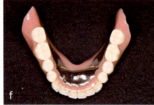 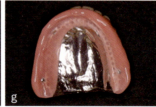 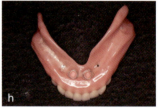

図1-e、f　完成した義歯の咬合面観。適切な床外形を呈している。　図1-g、h　同粘膜面観。上顎は金属床、下顎にはピンクのリテンションディスクを用いた。

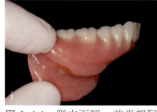 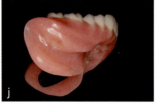 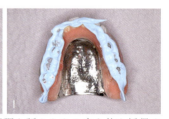

図1-i、j　側方面観。前歯部配列位置に注目。アタッチメントよりも前方に排列している。　図1-k、l　新製義歯装着後、不調を訴えたため中心位を採得すると咬頭嵌合位からの変位を認めた。

トラブル

　患者は76歳、女性。下顎の総義歯が痛くて噛めないとの主訴で来院。患者はこれまで短期間に複数回総義歯の製作を経験していた。

　上顎は従来型総義歯で対応、下顎はインプラントオーバーデンチャー（implant overdenture：以下、

3-5 オーバーデンチャーに問題が起きた場合の治療用義歯の活用法

IOD）とした。義歯の新製は成功裏に完了したように思えたが、その後、上顎義歯の不調を訴えてきた。

問題提起

IOD は製作後、良好な維持が獲得できており、痛みがなければ治療完了としてしまいやすいが、一定期間適応を見届ける必要があると思われる。

2 対処および解決方法（メソッド・シューティング）

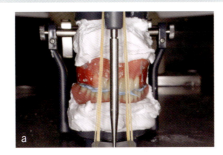
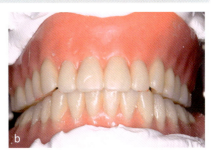

図2-a、b　チェックバイトを採得後咬合器にリマウントして再調整。

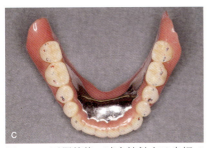
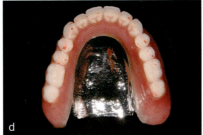
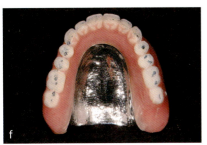

図2-c　再調整後。咬合接触点は良好である。

図2-d、e　1ヵ月後、再び右前方への下顎位の変化。前回（図2-c）とは異なる接触点となっている。

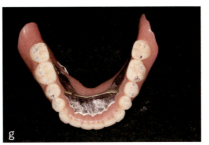
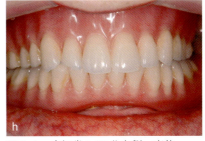

図2-f、g　再度、咬合調整。バッカライズドオクルージョンとした。

図2-h　中切歯1/3分右側へ変位。

トラブルの対処

本症例は解剖学的形態の人工歯を大きく削合してバッカライズドオクルージョンとし、変位が収束するまで咬合調整を行った。

トラブルの解決方法

長期間咬合が不安定な状態で IOD を新製する場合、あるいは明らかに顎機能が不調であると思われた場合は拙速に最終 IOD を製作せずに、一度フラットテーブルを有する治療用義歯で経過観察してから義歯製作を進める。

3章　インプラントオーバーデンチャーのトラブル

③　対処結果（リザルト）

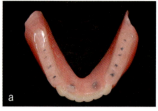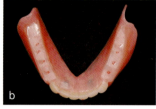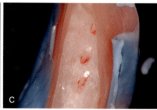
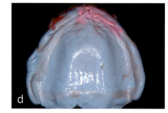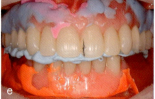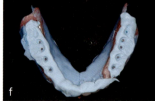
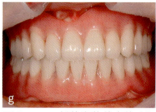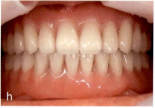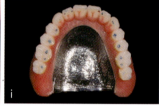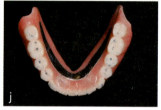

図3-a　治療用義歯装着後2週後。タッピングポイントに注意が必要である。
図3-b　治療用義歯装着1ヵ月後。タッピングポイントが変化した。
図3-c　タッピングポイントを中心にゴシックアーチ様に摩耗してきた。
図3-d　同義歯のコピーデンチャー（治療用義歯）を用いて印象採得。
図3-e、f　タッピングポイントを目印に同時に咬合採得。
図3-g、h　新義歯装着直後（g）と3ヵ月後（h）。顎位に変化なし。
図3-i、j　咬合面観。リンガライズド人工歯を使用。今後の調整も容易になると考えた。

対処結果

　本症例のように、初診時に顎機能の低下をうかがえるような場合には、その後の顎位の変化（改善）があり得る。IODの場合、その変化がさらに大きくなる可能性がある。したがって、まずは治療用義歯として、フラットテーブルを有する下顎義歯を一定期間使用し、顎位の変化や顎機能の改善を確認したうえで最終義歯の製作にとりかかったほうが、再現性の高い、確実で調整の少ない最終義歯製作が可能であると思われる。

④　文献考察（ディスカッション・レビュー）

テーマ	著者、雑誌、発行年およびエビデンスレベル	論文タイトル	アブストラクト	SAFEのコメント
オーバーデンチャーと咬合様式	Boven GC, Raghoebar GM, Vissink A, Meijer HJ. J Oral Rehabil 2015;42(3):220-233. 1. システマティックレビュー（SR）	Improving masticatory performance, bite force, nutritional state and patient's satisfaction with implant overdentures: a systematic review of the literature. インプラントオーバーデンチャーによる咀嚼効率・咬合力・栄養状態・患者満足度の向上：文献レビュー	インプラントオーバーデンチャーによる咀嚼効率・咬合力・栄養状態・患者満足度の向上について文献のレビューを行った。咀嚼効率および咬合力・患者満足度は有意に向上した一方で、栄養状態BMI・血液検査の結果については明らかな改善は認められなかった。	インプラントオーバーデンチャーによって咀嚼筋の筋活動は向上するため、義歯の破損など合併症が起きる可能性がある。メタルによる補強や適切な咬合を付与することが、合併症の防止につながる。

3-5 オーバーデンチャーに問題が起きた場合の治療用義歯の活用法

5 SAFEの見解および予防策（コンクルージョン）

SAFEの見解

本症例は新製義歯のリマウントおよび咬合調整により対応できたため、トラブルシューティングレベルはⅢとする。

本症例における下顎骨の吸収度合いは顕著であり、総義歯も不安定な状態で使用してきていることから、安定した顎位を求めるためには一定の期間が必要であると考えられる。また、顎位が安定した段階でインプラントを適切な位置に埋入することで、IODのアタッチメントにかかる負荷を減らすことができると考える。

予防策

顎機能の低下が疑われるような症例においては、フラットテーブルを有する義歯を顎位が落ち着くまで使用してから最終補綴に移行するか、プロビジョナルデンチャーを製作して顎位の偏位がないことを一定期間確認してから最終補綴に移行するほうがよいと思われる。

また、リンガライズド臼歯を用いてもよいかもしれない。

6 補足（サプリメント）

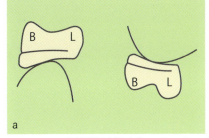 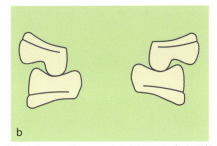 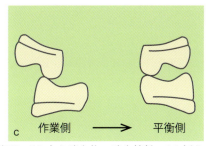

図4-a〜c　両側性平衡咬合のリンガライズドオクルージョン。(a) 上下顎臼歯を形態修正。(b) 中心咬合位の咬合接触。(c) 偏心の咬合接触。（画像は参考文献1より引用・改変）

IODに与える咬合様式は全部床義歯の咬合様式に準ずる。上記のように両側性平衡咬合のリンガライズドオクルージョンを採用することにより、人工歯の磨耗等への対処としての咬合調整も行いやすい。

また、リンガライズドに排列することにより舌房を確保しやすく、顎堤が吸収して対向関係の変化した症例においても義歯の安定を図りやすい。

参考文献
1．松本直之（編著）．無歯顎補綴の臨床　Q&A　成功のための問題点と対策．東京：医歯薬出版，2006．

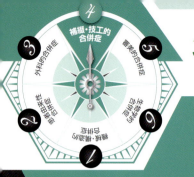

3章　インプラントオーバーデンチャーのトラブル

3-6　磁性アタッチメントの破損

Level VI	専門機関への依頼を要する
Level V	①〜④の4つを要する
Level IV	①〜④の3つを要する
Level III	①〜④の2つを要する
Level II	①〜④の1つを要する
Level I	①〜④を特に要さない

不良インプラントを避けてインプラント2本追加埋入でのリカバリー

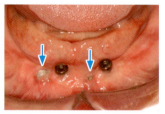

Factor（①外科的な侵襲、②高度な知識・技術、③長期的な治療期間、④高額な治療費）

1　トラブルおよび問題提起（マテリアル）

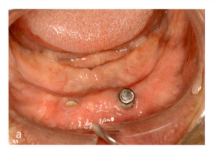
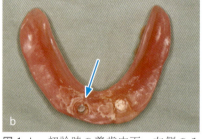
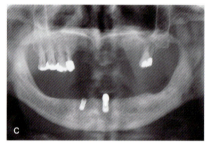

図1-a　初診時の口腔内写真。右側インプラントには水硬性セメントが填入され、左側には唇側に傾斜した磁性アタッチメントが認められた。

図1-b　初診時の義歯内面。左側のみに磁石が存在していた（青矢印）が、義歯の安定は不良であった。

図1-c　初診時のパノラマX線写真。下顎前歯部に2本のインプラントが埋入されていた。

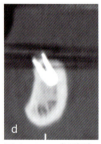
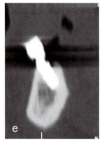
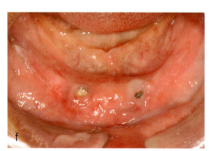
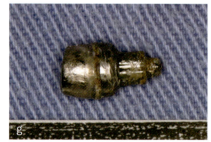

図1-d,e　初診時の頬舌断CT画像。2本のインプラントは唇側に傾斜していた。

図1-f　初診後1ヵ月に左側の磁性アタッチメントが脱落し、周囲粘膜に腫脹を認めた。

図1-g　脱落した磁性アタッチメントは、オリジナルの形態を呈していなかった。

トラブル

患者は68歳、男性。高血圧症の既往歴あり。

約3ヵ月前、某歯科医院で下顎無歯顎に対するインプラントオーバーデンチャーの治療を受けた。しかし、右側インプラントの磁性アタッチメントが頻回に脱離し、義歯が不安定とのことで来院した。

初診時口腔内所見として、下顎前歯部に2本のインプラントが埋入され、右側はインプラントの内面

3-6 不良インプラントを避けてインプラント2本追加埋入でのリカバリー

に水硬性セメントが填入されていた。また、左側には唇側に傾斜した磁性アタッチメントがみられ、周囲粘膜に発赤と腫脹が認められた。また、義歯の内面には、左側のみに磁石が存在していたが、義歯の安定は不良であった。

パノラマX線写真およびCT画像から、下顎前歯部に2本のインプラントがみられ、左側にのみ磁性アタッチメントが装着され、左右のインプラントは唇側に傾斜していた。

問題提起

主治医への問い合わせでは、インプラントが唇側傾斜していたため、磁性アタッチメントの効果が得られず、義歯が不安定であったとの返答があった。また、主治医がインプラントメーカーに相談したところ、インプラントの内面を削除して印象し、方向を修正した磁性アタッチメントをセメント合着するように指示を受けた。しかし、右側は頻回に脱離を繰り返したため、左側のみが残存している状態になったとのことであった。現存するインプラントを使用してのリカバリーは困難と考え、咬合調整などで義歯の安定を試みたが、初診から1ヵ月目に左側の磁性アタッチメントが脱落した（図1-f、g）。

2 対処および解決方法（メソッド・シューティング）

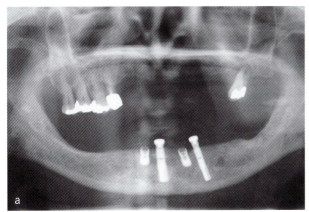

図2-a 現存するインプラントを避けて、下顎前歯部に2本のインプラントを埋入した。

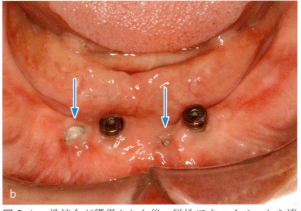

図2-b 骨結合が獲得された後、磁性アタッチメントを連結した。既存のインプラントは歯肉から露出していたため（青矢印）、同部は義歯の内面をリリーフした。

トラブルの対処および解決方法

現存する2本のインプラントは、内面を削除されていたためカバースクリューを装着することが困難であった。したがって、2本のインプラントを抜去し、新たなインプラントの埋入を提案したが、抜去は頑なに拒否された。したがって、現存するインプラントを避けて2本のインプラントを追加埋入し、磁性アタッチメントを連結後に、義歯の内面に磁石を装着した（図2-a、b）。

3章　インプラントオーバーデンチャーのトラブル

3 対処結果（リザルト）

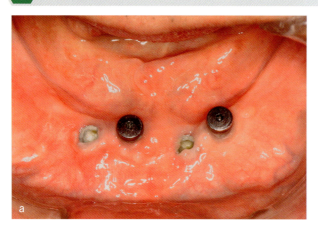
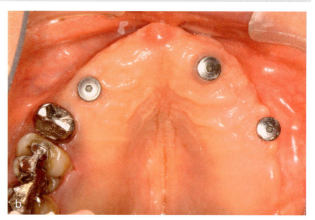
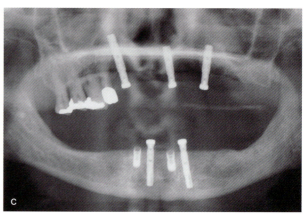

図3-a　下顎の追加埋入後2年の下顎口腔内写真。下顎の残存インプラントは露出している。
図3-b　下顎の追加埋入後2年の上顎口腔内写真。患者の希望により上顎にもインプラントを埋入。インプラントオーバーデンチャーを製作し、経過は良好である。
図3-c　同パノラマX線写真。追加埋入したインプラント周囲には骨吸収を認めなかった。

対処結果

　術後の経過は良好であったが、残存させたインプラントの内面は口腔内に露出していたため、注意深く同部を清掃するよう、患者への指導を行った（図3-a）。一方、患者は上顎のインプラントオーバーデンチャーも希望したため、3本のインプラントを上顎に埋入した（図3-b、c）。

4 文献考察（ディスカッション・レビュー）

テーマ	著者、雑誌、発行年およびエビデンスレベル	論文タイトル	アブストラクト	SAFEのコメント
IODにおけるインプラントの角度の影響	Yang TC, Maeda Y, Gonda T, Kotecha S. Clin Oral Implants Res 2011;22(11):1315-1319. 5. 記述研究	Attachment systems for implant overdenture: influence of implant inclination on retentive and lateral forces. インプラントオーバーデンチャーにおけるアタッチメントシステム：インプラントの傾斜が維持や側方応力へ与える影響	荷重方向から0°、15°、30°、45°傾斜させたインプラントに、ボール、ロケーター、磁性アタッチメントの各種アタッチメントを装着し、その維持力や側方応力を評価した。ロケーターとボールアタッチメントは30°まで維持力を維持したが同時に側方応力も増加した。磁性アタッチメントはもっとも維持力が小さく、側方応力も小さかった。	インプラントの傾斜が大きくなればなるほど、アタッチメントの維持力は低下し、一方で側方応力は増加するため、IODにおいてはできるだけ荷重方向と並行に埋入することが望ましい。

3-6 不良インプラントを避けてインプラント2本追加埋入でのリカバリー

5 SAFEの見解および予防策（コンクルージョン）

SAFEの見解

本症例では、不適切な方向にインプラントが埋入されたことによって、磁性アタッチメントの効果が得られなかった。さらに、インプラントの内面を切削するという致命的な処置が行われたため、既存のインプラントを利用することは困難となった。したがって、新たにインプラントを埋入するしか対応策はなく、**トラブルシューティングレベルはⅢ**である。

一般的に、インプラントオーバーデンチャーにおけるインプラントの埋入位置には自由度があると思われがちである。しかし、インプラントの頬舌的な埋入角度は重要で、アタッチメントが義歯の維持に寄与しなければならない。

予防策

インプラントオーバーデンチャーにおけるインプラントの役割は、義歯の補助的な維持装置として考える方が良い。したがって、術前に適切な咬合関係を与えた義歯を製作することが重要で、不安定な義歯をインプラントで維持することは困難である。

インプラントの埋入位置や本数を決定する場合は、製作した義歯の維持をどのように向上させるかを考慮すべきである。さらに、インプラントを正確に埋入するためには、残存歯による指標がないため、ステントやガイデッドサージェリーは有用と思われる。

本症例の長期治療計画としては、上顎の義歯が不安定であったことも問題の一つとして考えられる。上下顎義歯が不安定な場合、インプラントに過度の荷重がかかり、アタッチメントやインプラントの破損を生じる。

6 補足（サプリメント）

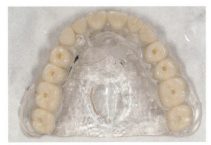

図4-a 治療用義歯を複製し、診断用および外科用ステントとして使用する。

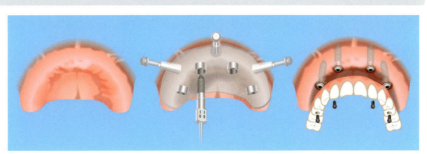

図4-b ガイデッドサージェリーではステントをガイドピンなどで固定後にドリリングを行う。

無歯顎で正確な埋入を行うためには、治療用義歯の複製を診断用および外科用ステントとして使用する（図4-a）。またガイデッドサージェリーでは、ガイドピンでステントを固定しながらドリリングを行う必要がある（図4-b）。

2本のインプラントを埋入する際にも、インプラントの深度・平行性、咬合平面との角度を注意する必要があるため、難易度は低くない。

またインプラントオーバーデンチャーの適応になる症例は高齢であることが多く、歯槽骨が高度に吸収されているケースでは、正確な埋入が必要である。

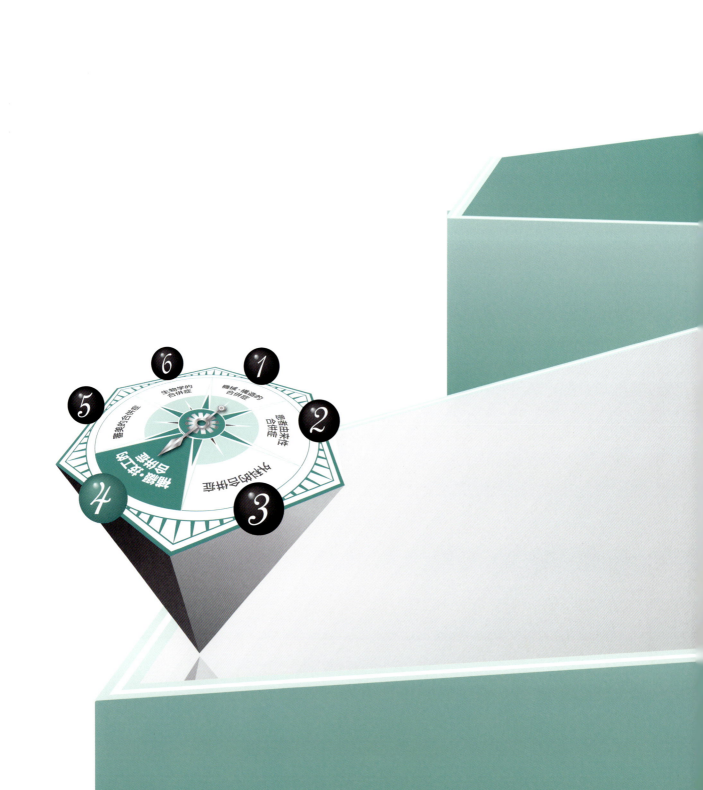

インプラント咬合のトラブル

4章

4-1	Level 1 2 3 4 5 6	インプラントの破折 **ダイレクトスクリューによるインプラント補綴の脱離およびインプラント破折のリカバリー**	100
4-2	Level 1 2 3 4 5 6	咬合圧力に対する考慮不足 **インプラント補綴が対合無髄歯に影響を与えた症例**	104
4-3	Level 1 2 3 4 5 6	オーバーロード **複数のリスクファクターによるインプラント喪失への対応**	108
4-4	Level 1 2 3 4 5 6	オーバーロード **ヘビークレンチングによるインプラント喪失への対応**	112

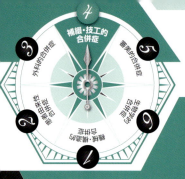

4章　インプラント咬合のトラブル

4-1　インプラントの破折

ダイレクトスクリューによるインプラント補綴の脱離およびインプラント破折のリカバリー

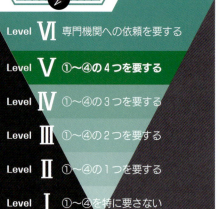

Factor（①外科的な侵襲、②高度な知識・技術、③長期的な治療期間、④高額な治療費）

1　トラブルおよび問題提起（マテリアル）

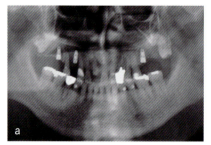
図1-a　埋入後パノラマX線写真。他の部位の治療を並行しつつ、上顎臼歯部へインプラント体を埋入。

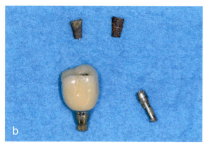
図1-b　最終補綴装置装着、9ヵ月後の脱落時。インプラントの明らかな破折が認められる。

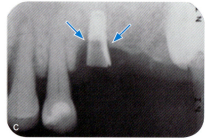
図1-c　同デンタルX線写真。顕著な骨吸収が認められる（青矢印）。

トラブル

患者は69歳、男性。2014年9月に上顎臼歯部欠損による咀嚼困難にて紹介来院した。

既往歴として蓄膿症の手術既往（30年前）、脳梗塞（10年前）に加え高血圧症があり、抗凝固薬および降圧薬を服用していた。口腔清掃の問題および費用等を考慮し、上顎欠損部は第一大臼歯までの補綴治療を計画した。

同年10月、静脈内鎮静法下にてインプラント埋入手術（4|部、|6部、|6部）を施行した（使用インプラント：Astra）。骨量も十分であるため骨移植やGBR、サイナスリフト等の処置はなく、初期固定は良好であった。4ヵ月の免荷期間後に二次手術を施行し、5|部を抜歯。プロビジョナルレストレーション装着後に残存歯の治療を行い、2015年10月に|6 5 4|6に最終補綴装置をスクリュー固定にて装着した（チタンハイブリッド前装冠）。

その後、3ヵ月に一度のメインテナンスを行っており、口腔清掃状態も良好であった。しかし最終補綴装置装着9ヵ月後にインプラント補綴装置の脱離にて急患来院。再締結しようと口腔内を診査したところインプラントの破折片を確認。デンタルX線写真を撮影したところ、インプラントの明らかな破折と顕著な骨吸収が確認された。

4-1 ダイレクトスクリューによるインプラント補綴の脱離およびインプラント破折のリカバリー

問題提起

破折した原因は第一大臼歯までの補綴治療を選択した診断ミスによるものなのか、ダイレクトスクリューによる単冠修復を行ったことによるものなのか、原因精査およびリカバリーも含め判断が難しいケースである。右側補綴装置はアバットメントを介したスクリュー連結構造であり、問題はない。

2 対処および解決方法（メソッド・シューティング）

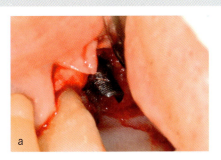
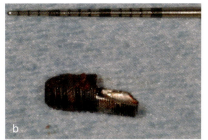

図2-a 撤去時の口腔内写真。縦に破折している部位まで、インプラント全周にカップ状の骨吸収が生じている。

図2-b 撤去時のインプラント写真。マイクロスレッド移行部での破折。

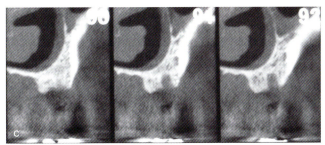
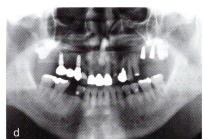

図2-c インプラント除去3ヵ月後、再埋入前のCT画像。インプラント窩の残存を認め、鼻腔底までの距離は8mm以下であった。

図2-d 再埋入直後のパノラマX線写真。撤去後4ヵ月後に鼻腔底への骨移植を併用して2本のインプラントを埋入。

トラブルの対処

カラー部が破折しているため、インプラントの除去を非外科的に行うことが困難である。そのため、粘膜骨膜弁の形成後に再埋入を考慮して、ピエゾおよびヘーベルを用いて周囲の骨削除を最小限に抜去した。

トラブルの解決方法

除去後3ヵ月後にパノラマX線写真およびCT撮影を施行。インプラント窩の残存を認め、骨の回復は認めず、鼻腔底までの距離は8mm以下であった。単冠修復のための咬合力によるインプラント破折と考え、6 7部2本の埋入計画とし、除去後4ヵ月時に骨移植を併用したインプラント埋入術を施行した。

4章 インプラント咬合のトラブル

3 対処結果（リザルト）

対処結果

再埋入後4ヵ月に最終補綴装置を連結冠にて装着。現在2年経過しているが経過は良好である。Single implantにおける生物学的合併症のデータは比較的出ているが、ダイレクトスクリューやアバットメントを介したスクリュー固定についての力学的な考察は少なく、今後の課題であると考える。

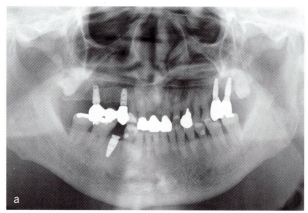

図3-a 再治療後2年経過時のパノラマX線写真。6 7再埋入部位は、アバットメントを介したスクリュー固定にて再補綴した。経過は良好である。

4 文献考察（ディスカッション・レビュー）

テーマ	著者、雑誌、発行年およびエビデンスレベル	論文タイトル	アブストラクト	SAFEのコメント
インプラント体の破折	Marcelo CG, Filié Haddad M, Gennari Filho H, Marcelo Ribeiro Villa L, Dos Santos DM, Aldiéris AP. J Clin Diagn Res 2014; 8 (3):300-304. 5. 記述研究	Dental implant fractures - aetiology, treatment and case report. インプラント体の破折、病因論、治療、症例報告	インプラント体の破折は晩期の合併症の一つであり、インプラントデザインや材質の誤り、パッシブフィットの得られていない補綴装置、オーバーロードが関係する。臨床的には補綴装置の動揺や出血が見られる。対処法として、インプラント体の完全な撤去・破折部の維持・新しいアバットメントの装着による破折片表面処理などが挙げられる。	インプラント体の破折は主にオーバーロードだけではなく、埋入部位に応じて適切な直径・長径のインプラントあるいは適切なインプラントデザインを選択し、さらには適切な埋入方向へ埋入することが重要である。

5 SAFEの見解および予防策（コンクルージョン）

SAFEの見解

今回補綴装置装着後、早期にインプラントが破折したことから、腐食や金属疲労よりも、インプラントのデザインと大臼歯部のシングルスタンドにダイレクトスクリューという治療補綴設計の無理が大きな要因となっていることが考えられる。アバットメントを介した場合はインプラント破折を防げた可能性は高い。

4-1 ダイレクトスクリューによるインプラント補綴の脱離およびインプラント破折のリカバリー

インプラントが破折した場合、撤去ツールのような器具を使えないこと、破折前後の骨吸収と撤去に伴う骨削除が必要なことから、**トラブルシューティングレベルはⅤ**となる。

予防策

本症例のようなケースにおいては、長期治療を考慮するうえでも、術前に、歯の喪失原因や、パラファンクション等の習癖の有無、対合歯や隣在歯の状態、歯周病や咬合などの診査を十分に行い、インプラントの配置や本数、直径・埋入方向、カンチレバーの有無や、補綴装置のサイズなど、綿密な治療計画の立案が重要である。

6 補足（サプリメント）

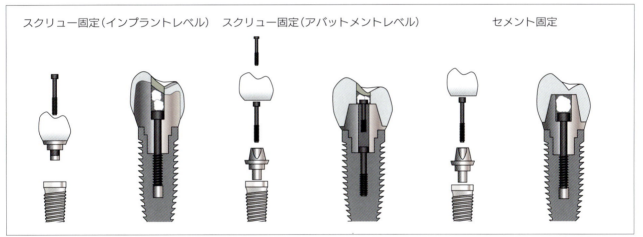

図3-a　スクリュー固定とセメント固定。スクリュー固定はさらにインプラントレベルとアバットメントレベルに細分化される。（画像は参考文献1より引用）

インプラントの破折はインプラントのネック部への応力が集中することで起こる。有限要素解析によると、インプラントにスクリュー固定のインプラント補綴装置を直接連結する（インプラントレベルのスクリュー固定）際に、もっとも大きな応力がネック部に集中すると報告されている。したがって、臼歯部や複数のインプラントで多数歯欠損を修復する場合は、アバットメントを介在させたうえでスクリュー固定（アバットメントレベルのスクリュー固定）にすることにより、ネック部への応力が分散されインプラントの破折やアバットメントスクリュー、オクルーザルスクリューの緩みや破折を防止することができる。

参考文献
1．丸尾勝一郎，木本克彦．昨今のキーワードからひも解くインプラント治療の現在地2　アバットメントはどういう基準で選択すべきか？．the Quintessence 2017;36(3):108-110.

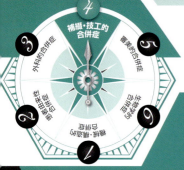

4章　インプラント咬合のトラブル

4-2　咬合圧力に対する考慮不足

インプラント補綴が対合無髄歯に影響を与えた症例

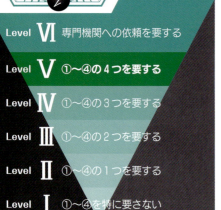

Level VI　専門機関への依頼を要する
Level V　①〜④の4つを要する
Level IV　①〜④の3つを要する
Level III　①〜④の2つを要する
Level II　①〜④の1つを要する
Level I　①〜④を特に要さない

Factor（①外科的な侵襲、②高度な知識・技術、③長期的な治療期間、④高額な治療費）

1　トラブルおよび問題提起（マテリアル）

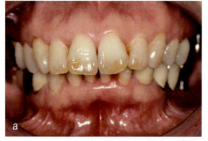
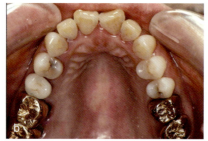
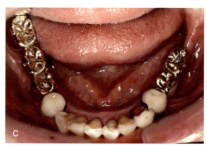

図1-a〜c　1991年8月、初診時口腔内写真。補綴装置は、ほとんど臼歯部に限定されていた。

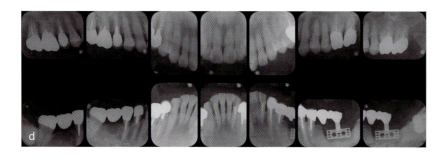

図1-d　初診時デンタルX線写真。インプラント補綴を含め、臼歯部に補綴処置が施されているが、治療が必要になった原因の究明が不十分だったため、特に左下インプラント補綴部に問題が発生していた。

トラブル

患者は56歳、女性。|1の急性歯髄炎を主訴に来院。しかし、さらに大きな問題として、左下臼歯インプラント部に出血・排膿があり、機能回復に支障をきたすと判断した。対応としてはインプラントの撤去であるが、後の補綴方法によっては咬合支持の条件に大きな影響を与える。

また、インプラント撤去後の大きな骨吸収への対応が困難であった。

問題提起

本症例はAngle II 級 I 類のため、滑走運動時の臼歯離開の状態が不良で、大きな側方力によるダメージから臼歯を喪失したと考えられる。そのため、咬

4-2 インプラント補綴が対合無髄歯に影響を与えた症例

合支持に重要な大臼歯へ補綴が必要となり、6̅欠損にはブリッジで、5̅6̅7̅欠損にはインプラント補綴で対応していた。しかし、歯を喪失した根本原因、すなわちブラキシズムや歯列接触癖からの咬合圧力に対する考慮が不十分であった。

2 対処および解決方法（メソッド・シューティング）

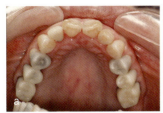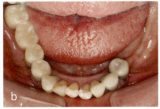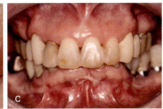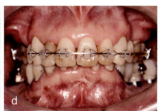

図2-a、b 左下インプラントの撤去と既存の補綴装置を一次プロビジョナルレストレーションに置き換えた。

図2-c 初診後5年経過。不良な臼歯離開の原因を解決するための矯正治療の前準備終了時。

図2-d 初診後9年経過。矯正治療中。適正に臼歯離開が起きるかどうかアンテリアカップリングを確認した。

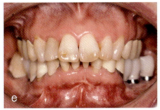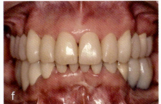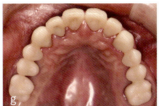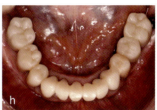

図2-e 同矯正治療終了時。矯正治療後、補綴装置の形態改善によって確実に臼歯部離開咬合が確立できると判断した。

図2-f〜h 最終プロビジョナルレストレーション装着時。アンテリアカップリングとプロビジョナルレストレーションによって咬合面・軸面形態の再評価をした。

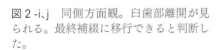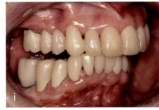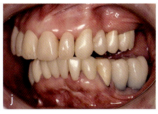

図2-i、j 同側方面観。臼歯部離開が見られる。最終補綴に移行できると判断した。

トラブルの対処

左下のインプラント撤去後、完全に閉鎖創になるまで傷の治りを待ってから骨造成手術を行った。

インプラント撤去から4年後、新たにインプラント埋入をした。それと同時に6̅欠損部にもインプラントを埋入し、矯正治療の前準備と最終補綴の咬合支持に活用した。

Angle II級1類で、咬合支持の減少に対応するために、左下臼歯欠損部を骨造成し、インプラント埋入の必要条件を整えた。しかし、インプラントを適正な位置に埋入しても、インプラント補綴装置への側方力のコントロールをするためには矯正治療を導入して臼歯部離開咬合を確立する必要があった。

トラブルの解決方法

術後4年目で6̅(口蓋根除去済)を抜歯し、インプラント補綴で対応した。対合歯6̅がインプラント補綴であったため咬合圧に耐えきれず、6̅の長期維持ができなかったと考える。

17年目には6̅も6̅と同じ理由で抜歯となった。下顎歯列は17年間トラブルなく維持できているため、上顎歯列をインプラント補綴で対応し、咬合安定を図りたかったが、全身的な問題と患者の年齢からくるインプラント外科への不安から removable partial denture(以下、RPD)で機能回復を図った。

4章　インプラント咬合のトラブル

3　対処結果（リザルト）

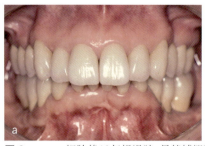 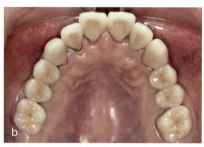 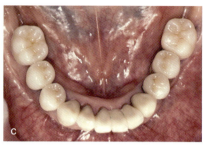

図3-a〜c　初診後10年経過時。最終補綴装置装着時の口腔内写真。最終プロビジョナルレストレーションとほとんど変わらない。

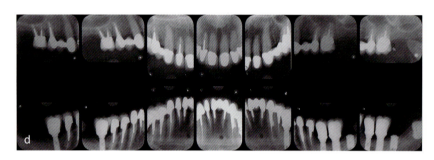

図3-d　治療終了時のデンタルX線写真。左下のインプラントは、歯の条件が良くなかったため、オッセオインテグレーションが計画通りにいかなかったときのことを考慮して3本埋入した。

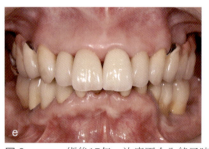 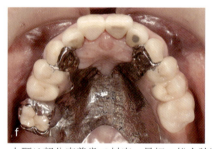 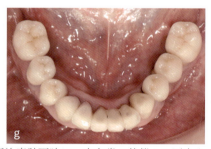

図3-e〜g　術後17年、治療再介入終了時。上顎は部分床義歯で対応。最初の総合診断治療計画時に、支台歯の状態から再介入のことを考えていれば、上顎大臼歯部に対し、インプラント補綴を計画したであろう。今回のようにインプラント外科ができないときでも、KennedyⅢのimplant assisted removable partial denture（IARPD）になり咬合支持の観点からも有利になる。

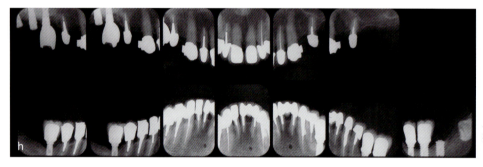

図3-h　術後17年、治療再介入終了時のX線写真。咬合支持の状態から右側の偏咀嚼になりやすい。

対処結果

　RPDはkenndyⅡ級になるので左側が遊離端になっているため、3̲への負荷が懸念されたので、パラタルプレートの面積を大きくし、また5̲を内冠にして咬合支持に役立てた。また、対合関係がmicro mandibularのClassⅡなので咬合力があまり大きくなく、術後は良好な状態を保っている。

4-2　インプラント補綴が対合無髄歯に影響を与えた症例

4　文献考察（ディスカッション・レビュー）

テーマ	著者、雑誌、発行年およびエビデンスレベル	論文タイトル	アブストラクト	SAFEのコメント
インプラントと咬合	Sheridan RA, Decker AM, Plonka AB, Wang HL. Implant Dent 2016;25(6): 829-838.　　1. システマティックレビュー（SR）	The Role of Occlusion in Implant Therapy: A Comprehensive Updated Review.　インプラント治療における咬合の役割　包括的アップデートとレビュー	1950年から2015年に出版された論文でインプラントの咬合について言及した論文をレビュー。固定性インプラントの単独歯またはブリッジでは、アンテリアガイダンスを付与したmutually protected occlusionとし、中心位において広めの自由度を与え、均等な接触を付与する。過大な咬合力を減らすための対策として、カンチレバーを減らす、インプラント本数を増やす、咬合接触を増やす、パラファンクションをコントロールする、咬合面を小さくする、咬頭斜面を緩やかにする、骨質が粗な患者には積極的に荷重をかけるといったことが挙げられる。	インプラントの咬合についてのコンセンサスはいまだない。しかしながら、できるだけ過大な咬合力を避けるべく、左記のような対策を怠らないように注意する。

5　SAFEの見解および予防策（コンクルージョン）

SAFEの見解

　本症例においては、診断時に6|、|567が欠損になった原因をしっかり分析していれば、無髄歯の6|、トリセクションされている6|の保存という判断を下すべきではなかったと考える。受圧環境としてリスクのある上顎に対し、6|6を抜歯し、そこにインプラント補綴を使って咬合支持の回復を図っていれば、咬合のコントロールはしやすく、RPDを使った再介入を回避できたかもしれない。

　本症例は術後4年目でインプラント埋入、17年目で上顎を固定性補綴装置からRPDへの変更で対応したため、**トラブルシューティングレベルはⅤ**である。

予防策

　咬合支持から考えると、インプラント補綴は良い条件を与えることができるが、対合歯に対しては加圧条件が強くなり過ぎ、逆に対合歯に対し想定される以上のダメージが出ることが多い。このようなこ

とから、インプラント補綴の対合歯が健全な天然歯なのか、補綴が必要な歯であれば、有髄歯なのか無髄歯なのか、さらには無髄歯であれば冠部歯質の状態と量をよく診て、保存するのか抜歯をしてインプラント補綴をするのか、慎重に決定すべきである。

　また、年齢とともに体調の悪化のため、インプラント治療が不可能になることがある。このような状況においては、RPDによる補綴が不可欠になる。

　本症例においても、"Longevity"の観点から検証すると、最初の治療計画の段階で、受圧環境にリスクのある6|6をインプラント補綴にし、IARPDによる対応が必要になったときに、咬合支持の観点から有利なKennedy Ⅲ級で補綴できる要件を満たしておくべきであった。近年、"Longevity"の重要性が強調されているなか、再介入のときの状況を頭に置いた治療計画によって、治療法が複雑にならず再介入後の"Longevity"にも影響をもたらす。

6　補足（サプリメント）

　インプラント補綴は、咬合の原点である咬頭嵌合位の維持・安定に大きな影響を与える。咬合支持の観点、特に遊離端欠損に対しては、非常に有利な補綴方法である。しかし反面、対合歯に対し加圧条件が逆に悪くなることがある。この加圧という現象は

患者それぞれの持っている咬合力、言い換えれば筋力の大小に左右される。またブラキシズムやTCH（tooth contacting habit）への対応も常に頭において経過観察していくことが重要である。

4章　インプラント咬合のトラブル

4-3　オーバーロード

複数のリスクファクターによるインプラント喪失への対応

Level Ⅵ	専門機関への依頼を要する
Level Ⅴ	①〜④の4つを要する
Level Ⅳ	①〜④の3つを要する
Level Ⅲ	①〜④の2つを要する
Level Ⅱ	①〜④の1つを要する
Level Ⅰ	①〜④を特に要さない

Factor（①外科的な侵襲、②高度な知識・技術、③長期的な治療期間、④高額な治療費）

1 トラブルおよび問題提起（マテリアル）

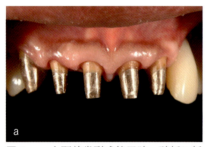

図1-a　上顎前歯形成終了時。破折に抵抗する適切なフェルールが獲得されている。

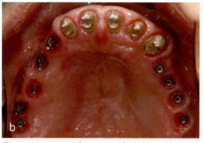

図1-b　インプラント治療終了後上顎咬合面観。強い咬合力に対応できるインプラントの構成となっている。

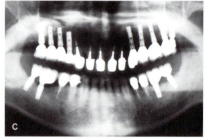

図1-c　同パノラマX線写真。歯周病学的に安定した骨レベルが確認できる。

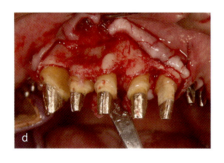

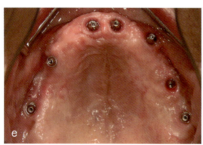

図1-d　最終補綴装置装着後、前歯に破折が生じた。

図1-e　残存したインプラントおよび追加埋入したインプラント。

トラブル

患者は52歳、男性。

全顎的な治療を希望されていた。特に臼歯部の歯周病罹患状態が著しく、歯根破折も伴っており、食事ができないという訴えであった。診査診断の結果インプラント治療を含む咬合再構成を行うこととなった。

患者は1日40本以上の喫煙を行うヘビースモーカーであり、仕事が忙しく一日の平均睡眠時間は3時間程度であった。さらにストレスによるヘビーブ

4-3 複数のリスクファクターによるインプラント喪失への対応

ラキサーであり、埋入されたインプラントも二次外科手術を待たずして喪失していた。

その後、上顎左右臼歯部に4本ずつの計8本と右側犬歯に1本のインプラントを、下顎は左右臼歯部に2本ずつのインプラントを埋入することで咬合の再構成を行った。

問題提起

構造力学に配慮し、力のコントロールを十分に考慮した咬合の再構成を行っても、悪い生活習慣である重度の喫煙習慣は改善されることなく、睡眠時間やストレスの改善も行われていなかった。さらにブラキシズムへの対応として製作したナイトガードも使用していないのが現状であった。加えて、忙しいことを理由に毎日のブラッシングも怠っているため、元々重度歯周病に罹患していた患者のインプラントにおいては、その周囲炎の進行を抑制することは困難であった。

その結果、残存歯の歯槽骨はイレギュラーに歯槽骨の吸収を起こし、インプラントも何本かが喪失することとなった。

2 対処および解決方法（メソッド・シューティング）

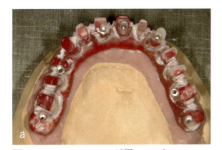
図2-a　スキャニング用のレジンフレーム。

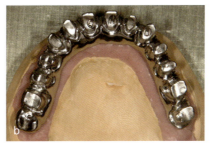
図2-b　CAD/CAMによるメタルフレーム。

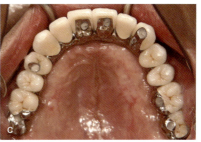
図2-c　ダブルクラウンによるボーンアンカードブリッジ。

トラブルの対処および解決方法

この症例に対する対応として、本来は患者の生活習慣の改善が行われない限り、新しいインプラントの外科治療は行わないものとしたかった。

しかし、構造力学上最低限必要となる前歯部に2本のインプラントを追加し、残存し安定しているインプラントを活用して新たな補綴装置であるボーンアンカードブリッジを製作することとした。

ブラキシズムによる破折に対応するためCAD/CAMによるメタルフレームを製作した後、メタルセラミックによるダブルクラウンをメタルフレームに合着し、今後の再治療介入を予測しスクリュー固定構造として装着した。

4章 インプラント咬合のトラブル

3 対処結果（リザルト）

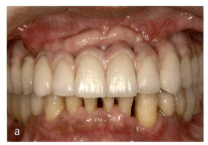
図3-a　再介入後正面観。

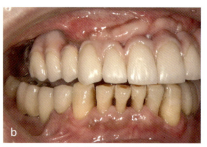
図3-b　再介入後、右側臼歯離開の状態。十分な臼歯離開が得られている。

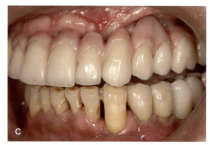
図3-c　再介入後、左側臼歯離開の状態。左側に関しても十分な臼歯離開が得られている。

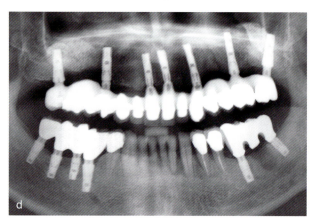
図3-d　術後パノラマX線写真。3の歯槽骨の吸収に伴う動揺の増加が見られる。

対処結果

　再介入を行った結果、上顎においては、現在安定した状態が得られている。これは、補綴装置が馬蹄形モノフレームのボーンアンカードブリッジになったため、側方圧に抵抗することが可能となり安定したものと思われる。その一方で下顎においては、特に3の歯槽骨の吸収に伴う動揺の増加が見られ、近い将来さらなる治療の介入が必要になると思われる。

　このような症例はインプラント治療は禁忌であると重々承知はしているが、今一度再確認を余儀なくされた症例であった。

4 文献考察（ディスカッション・レビュー）

テーマ	著者、雑誌、発行年およびエビデンスレベル	論文タイトル	アブストラクト	SAFEのコメント
インプラントとリスクファクター	Chrcanovic BR, Albrektsson T, Wennerberg A. J Dent 2015 ;43(5):487-498. 1. システマティックレビュー(SR)	Smoking and dental implants: A systematic review and meta-analysis. 喫煙とインプラント埋入：システマティックレビュー・メタアナリシス	喫煙者に埋入した19,836本のインプラントについてレビューならびにメタアナリシスを行った。非喫煙者の失敗率が3.18%であるのに対し、喫煙者は6.35%であった。喫煙は、失敗率・術後感染のリスク・辺縁骨吸収において、有意に影響を与える。	喫煙者はインプラント埋入からインテグレーションするまで、そしてインテグレーションした後も持続的にインプラントにとってリスクファクターとなるため、喫煙者には禁煙を推奨することが望ましい。

4-3　複数のリスクファクターによるインプラント喪失への対応

5　SAFE の見解および予防策（コンクルージョン）

SAFE の見解

　重度歯周炎患者に対するインプラント治療は、現在でも多大なる困難を伴う。ヘビースモーカーかつブラキサーともなれば、安定した状態を保つことはさらに難しい。歯周炎、インプラント周囲炎の進行の抑制が困難であることが予想されるならば、再介入時にどのような状態が予想され、どのような解決が可能かをあらかじめ想定しておくことが望ましい。それが困難であるならば、インプラント治療の適応かどうかを再検討する必要があるかもしれない。

　本症例は追加のインプラント埋入、補綴装置の変更によりトラブルに対応したため、**トラブルシューティングレベルはV**とした。

予防策

　重度歯周炎やヘビースモーカー、ブラキサーといった条件は、単に欠損が存在するというのとは異なる次元のインプラント治療が求められる。インプラント治療を施す前に、それぞれの悪条件への対応について、十分な検討と準備を行う必要があると考えられる。

　長期的な治療計画として上顎は受圧因子であり、下顎は加圧因子であることを考慮に入れておかなければならない。本症例のようにボーンアンカードブリッジで受圧因子を強くしながらも、ダブルクラウンによって受ける力の結果、チッピング等を起こした時に局所的な対応で済むようにするのも一手である。

6　補足（サプリメント）

　インプラント生存率について、歯周病既往歴を持つ患者は、そうでない患者に比べて有意に低いことが報告されている。その他にも現在では数多くの文献から、歯周病既往歴を持つ患者に対するインプラント治療は長期的に高いリスクを伴うことが知られている。しかしながら、2007年に報告されたQuirynen、Nevins らの Review[1] によると、歯周病既往歴を持つ患者であっても、Supportive Periodontal Therapy を継続することで長期に安定した結果が得られるとしている。つまり、重度歯周炎患者に対してインプラント治療を行う場合には、原疾患である歯周炎への十分な対応とメインテナンスの継続が必要である、というのが現在のコンセンサスであろう。

参考文献

1. Quirynen M, Abarca M, Van Assche N, Nevins M, van Steenberghe D. Impact of supportive periodontal therapy and implant surface roughness on implant outcome in patients with a history of periodontitis. J Clin Periodontol 2007;34(9):805-815.

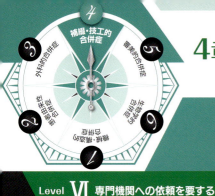

4章 インプラント咬合のトラブル

4-4 オーバーロード

ヘビークレンチングによるインプラント喪失への対応

Level Ⅵ	専門機関への依頼を要する
Level Ⅴ	①〜④の4つを要する
Level Ⅳ	①〜④の3つを要する
Level Ⅲ	①〜④の2つを要する
Level Ⅱ	①〜④の1つを要する
Level Ⅰ	①〜④を特に要さない

Factor（①外科的な侵襲、②高度な知識・技術、③長期的な治療期間、④高額な治療費）

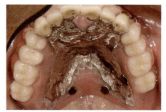

1 トラブルおよび問題提起（マテリアル）

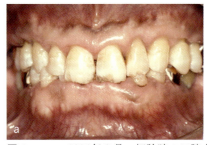
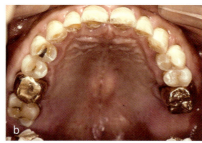
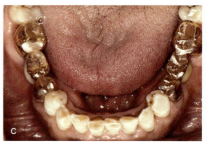

図1-a〜c　1994年2月、初診時の口腔内写真。著明な咬耗がみられる。咬頭嵌合位でのヘビークレンチングによる上顎前歯舌面のダメージが見られる。

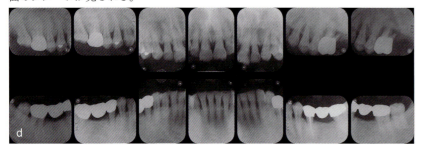

図1-d　同デンタルX線写真。全顎的に歯槽骨の吸収が認められ、パラファンクションの影響が歯周組織にまで及んでいることがわかる。

トラブル

左上臼歯部の咬合痛を主訴に来院。初診時口腔内写真から、歯および補綴装置の咬合面にブラキシズム等による病的な咬耗がみられる。また顎位の病的偏位があり、欠損歯列になった原因も想像できる。さらに、過剰な咬合力による支持組織の破壊もみられる。主訴である 7| の咬合痛の根本原因は、過剰な咬合力によるものと想定できる。

問題提起

初診時の病態を診て原因を慎重に探り、適切な補綴設計が立案できたと思っていた。しかし術後のトラブルから見ると、過剰な咬合力に対する当時の原因追求が甘かったと思う。原因を調べるなかで患者の職業や趣味等、咬合力が影響するところをより深く探るべきであった。

4-4 ヘビークレンチングによるインプラント喪失への対応

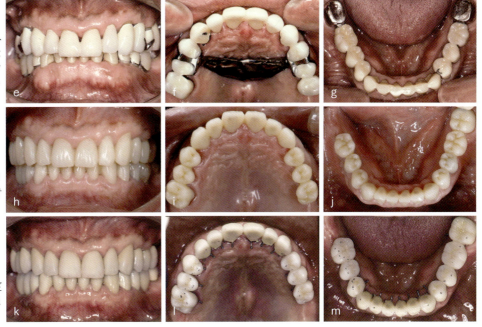

図1-e～g　上顎歯列の外方への強い咬合圧に抵抗させるため、メタルのプロビジョナルレストレーションとパラタルストラップを併用。

図1-h～j　最終のレジンプロビジョナルレストレーションで咬合の再評価。

図1-k～m　咬頭嵌合位を安定させるため、バーティカルストップを試適時に確認。

2　対処および解決方法（メソッド・シューティング）

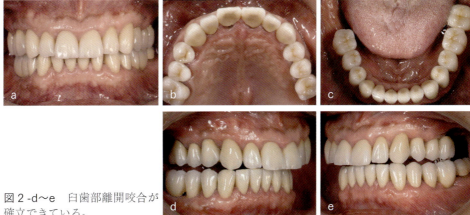

図2-a～c　初診後6年、最終補綴装置装着時の口腔内写真。咬頭嵌合位が安定する咬合面形態。

図2-d～e　臼歯部離開咬合が確立できている。

図2-f　同治療終了時のデンタルX線写真。欠損に対してインプラントも含めたクラウンブリッジで対応することで、安定した咬頭嵌合位を得ることができた。

トラブルの対処
|5 6 7インプラントのうち、|6および6|インプラントを撤去することで、インプラント周囲炎の改善を図った。

トラブルの解決方法
　左上はインプラントブリッジにすることで、咬合のコントロールと清掃性の向上を図った。右下に関しては、直径の大きいインプラントに変更。連続冠にし、咬合圧に抵抗できるようにした。

4章　インプラント咬合のトラブル

3　対処結果（リザルト）

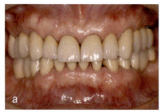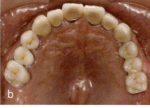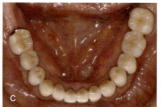

図3-a～c　術後8年経過時。再介入時の口腔内写真。歯列形態そのものに大きな変更はない。

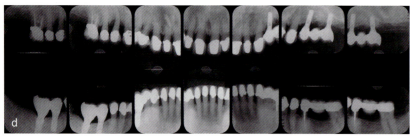

図3-d　再介入時のデンタルX線写真。6 4|に骨吸収が見られる。④5⑥インプラントブリッジにも骨吸収が見られる。

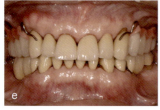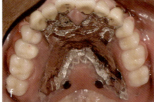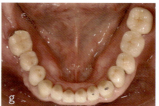

図3-e～g　2017年。2回目の再介入時の口腔内写真。上顎欠損歯列に対し、パーシャルデンチャーで対応。

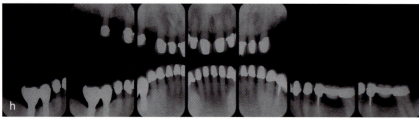

図3-h　2017年。再介入時のデンタルX線写真。6|部に再び骨吸収が見られる。

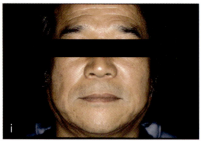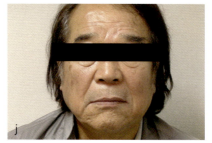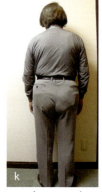

図3-i　1998年、プロビジョナルレストレーション装着時の顔貌。

図3-j　2017年の顔貌。生気がまったくなくなっている。

図3-k　2017年。2013年に両膝手術。以後、身体の曲がりが急速に進行。咬合にも悪影響をもたらす。

対処結果

　2008年に再介入したが、4年後再び介入が必要となった。上顎は6 4|の抜歯と左上インプラント2本を撤去。今回の欠損歯列への対応は、部分床義歯で行った。その理由として心筋梗塞を始め、全身的なトラブルが一度に起きており、また同時に精神的にうつの状態になっていったので、今までのような治療が不可能になった。

4-4　ヘビークレンチングによるインプラント喪失への対応

4　文献考察（ディスカッション・レビュー）

テーマ	著者、雑誌、発行年およびエビデンスレベル	論文タイトル	アブストラクト	SAFE のコメント
インプラントとブラキシズム	Chrcanovic BR, Albrektsson T, Wennerberg A. Implant Dent 2015;24(5): 505-516. 1. メタアナリシス（MA）	Bruxism and Dental Implants: A Meta-Analysis. ブラキシズムとインプラント　メタアナリシス	ブラキサーへのインプラント治療がインプラントの失敗、術後感染、辺縁骨吸収に影響を与えるかメタアナリシスを行った。非ブラキサーの失敗率が3.65%であったのに対し、ブラキサーは6.45%であった。リスク比は2.93倍であった。辺縁骨吸収および術後感染については分析不可能のため、影響は不明である。	ブラキサーへのインプラント埋入は非ブラキサーに比べて3倍近くインプラントの失敗のリスクが高い。特にブラキサーへの即時荷重は禁忌であり注意が必要である。

5　SAFE の見解および予防策（コンクルージョン）

SAFE の見解

　本症例のトラブルは、長期にわたって術後の経過観察を続けてこないと、その原因がみえてこない。特に大臼歯を喪失した原因である補綴装置と天然歯の病的咬耗は、ブラキシズム等によるものと推定でき、実際にどの程度の咬合力が負担荷重になっているのかを検証すべきであるが、臨床的には困難であるといえる。本症例は予後観察期間が長く、長期間のブラキシズムによって再介入を余儀なくされたため、トラブルシューティングレベルをⅤとした。

予防策

　ブラキシズム等の影響と認知行動療法の重要性を患者にしっかりと伝える。実際には、プロテクションスプリントを確実に使用し、日中のクレンチング（職業・趣味）と TCH（悪習癖）を極力なくす。

　"Longevity" については、再介入の観点からも考えて、歯列弓の連続性の回復を図る必要がある。そして、安易に上部構造体を連結することは、慎まなければならない。特に臼歯部の連結は直線的であるため、3本を連結するとブラキシズムなどの咬合圧が長期間かかり続けることによって、中央の部分が支点となる。そのため、咬合力の強さにもよるが、インプラントを喪失する可能性が十分あるので注意を要する。スクリュー固定のパッシブフィットは難しいので、スクリュー固定とセメント固定の使い分けは、咬合力の加わる方向が異なる前歯部と臼歯部で分けて考え、また埋入本数や位置からも考えて決定することが重要である。

6　補足（サプリメント）

　インプラント補綴を行う際に、クレンチングの影響について考慮することは咬合補綴治療の術者にとって必須であるが、そこに患者の職業・趣味・姿勢・精神状態の変遷までをも考慮することは少ないと思われる。

　本症例の患者の場合、精緻な補綴治療がなされ、長期的に良好な予後が期待されたにも関わらず、当初の予想を超える咬合力が、予後に大きな悪影響を及ぼした。100kg を超える物を持つ職業、農作業という趣味、前かがみな姿勢、それらが長年続いたこ

とによる整形外科的疾患の発症、そしてさらに鬱病を併発したことが、これらの事象の改善を非常に困難なものにした。

　このような例は少ないかもしれないが、インプラント補綴トラブル症例の中には、患者背景を掘り下げてみると、意外なことが隠されているものもあるかもしれない。これからのインプラント補綴のさらなる成功率の向上には、咬合力そのものとそれに影響する可能性のある患者背景について、より深い考察が求められるのではないだろうか。

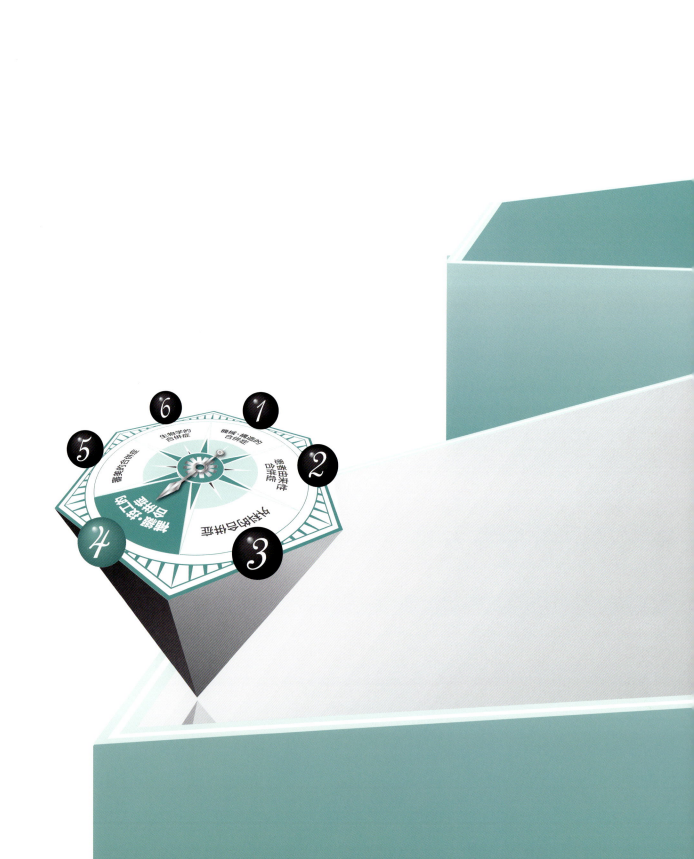

欠損補綴設計・治療計画のトラブル

5章

5-1	Level 1 2 3 4 5 6	補綴スペースの問題 **クリアランス不足を** **ゴールド単冠処理スクリュー固定でリカバリー**	118
5-2	Level 1 2 3 4 5 6	埋入ポジション不良 **アクセスホールポジショニングの問題への** **補綴的リカバリー**	122
5-3	Level 1 2 3 4 5 6	埋入ポジション不良 **矯正治療困難症例の補綴的リカバリー**	126
5-4	Level 1 2 3 4 5 6	埋入ポジション不良 **不良インプラントポジションによる** **歯列狭窄への補綴的リカバリー**	130
5-5	Level 1 2 3 4 5 6	埋入ポジション不良 **補綴形態の変更でのリカバリー**	134
5-6	Level 1 2 3 4 5 6	埋入ポジション不良 **アクセスホールポジショニングの問題への** **外科的・補綴的リカバリー**	138

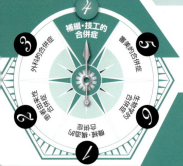

5章 欠損補綴設計・治療計画のトラブル

5-1 補綴スペースの問題

Level VI	専門機関への依頼を要する
Level V	①〜④の4つを要する
Level IV	①〜④の3つを要する
Level III	①〜④の2つを要する
Level II	①〜④の1つを要する
Level I	①〜④を特に要さない

クリアランス不足をゴールド単冠処理スクリュー固定でリカバリー

Factor（①外科的な侵襲、②高度な知識・技術、③長期的な治療期間、④高額な治療費）

1 トラブルおよび問題提起（マテリアル）

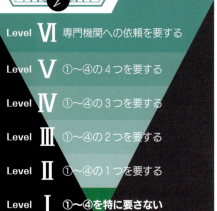

図1-a 右側8番部にクリアランス不足を認める。

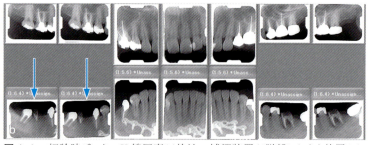

図1-b 初診時デンタルX線写真14枚法。補綴装置が脱離したまま放置されているため歯の挺出や顎位の変化が起こり、クリアランスが失われている。

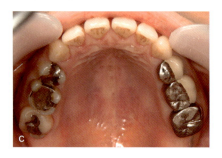

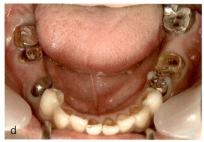

図1-c 初診時上顎咬合面観。臼歯咬合面の形態は非常にフラットである。

図1-d 同下顎咬合面観。現状の欠損部に加えて予後不良な歯が存在するため、インプラントによる欠損補綴治療を計画。

トラブル

患者は30歳、女性。喫煙なし、全身的既往歴なし。7̄の最終補綴形態が理想的に取れない。

当初8̄（近心傾斜して7̄部の位置に倒れ込んでいた）をそのまま利用して7̄と咬合させる予定であったが、近心傾斜度が強く、またコア除去後歯質が不良であったため、抜歯と診断した。このことにより、後にインプラント埋入スペースの不足に悩むこととなった。

診断用ワックスアップにおいて、上顎第二大臼歯に対して、下顎第一大臼歯はわずかにしか咬合せず、挺出等のトラブルが考えられ、第二大臼歯にインプラントを追加埋入することになった。

5-1 クリアランス不足をゴールド単冠処理スクリュー固定でリカバリー

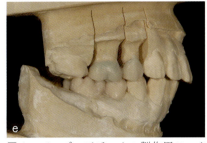
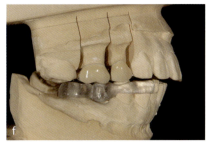
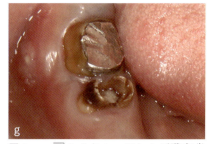

図1-e、f　プロビジョナル製作用ワックスアップ。6̲および5̲の外科用ガイドを同時に製作している。

図1-g　8̲のメタルコアおよび残存歯質の状態。歯質は乏しい状態である。

問題提起

8̲は歯質が不良で近心傾斜が強く、抜歯と判断した。その経緯として、補綴としては近心も遠心も支台歯高径が十分に取れないことがプロビジョナルレストレーションの装着時に問題となり、ウェッジオペレーションを検討するも下顎枝の斜面にある歯で、効果なしと判断した。抜歯によって垂直的スペースが生まれると考え、抜歯後インプラント埋入を計画した。

2 対処および解決方法（メソッド・シューティング）

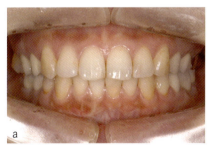
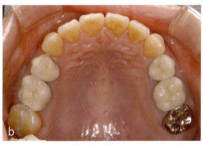
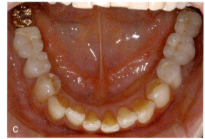

図2-a　最終補綴装着時正面観。前歯部において適正なオーバーバイトが確認できる。

図2-b　最終補綴装着時上顎咬合面観。全体的にはクリアランス十分あるので適正な咬合面形態が付与されている。

図2-c　最終補綴装着時下顎咬合面観。右下のクリアランス不足により6̲の咬合面形態に問題があり、7̲はゴールドクラウンを使用した。

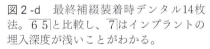
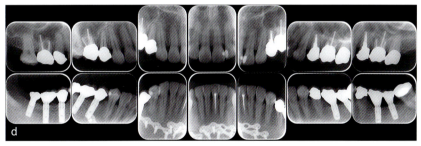

図2-d　最終補綴装着時デンタル14枚法。6̲5̲と比較し、7̲はインプラントの埋入深度が浅いことがわかる。

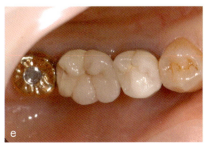
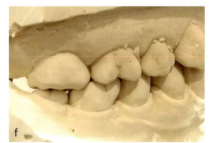

図2-e　最終補綴下顎右側臼歯部咬合面。スクリュー固定にしてあるが、スクリューの歯冠側にあまりスペースがない。

図2-f　最終補綴装着後の参考模型右側方面観。クリアランス不足を認める。矯正治療を行っており、上顎は小臼歯が1本、下顎は2本あるため、フルクラスⅡ（Angle不正咬合の分類でクラス1の状態から7.5mm下顎が後方にある状態）の関係で咬合させている。

5章　欠損補綴設計・治療計画のトラブル

トラブルの対処
7̄6̄5̄部にアストラテック4.0mmインプラントを埋入し、補綴を行った。6̄5̄はカスタムアバットメント締結ののち連冠にてPFMクラウンを装着した。第二大臼歯のみセメンテーションの高さがとれず、ゴールド単冠処理をスクリュー固定で行った。咬合関係および審美的に良いともいえないが、最低限の清掃性の確保ができるポジションにインプラント埋入を行った。

トラブルの解決方法
ノンセグメントタイプとして、アバットメントを介さず、ゴールドによるキャストデザインアバットメントを使用し、スクリューホールはレジンにて封鎖。食片がつまる不快感に対応した。

3 対処結果（リザルト）

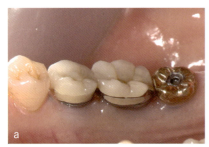 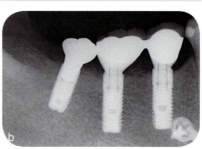 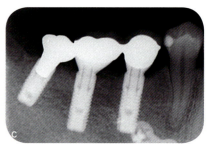

図3-a　術後2年の口腔内写真。スクリューホールを封鎖したCRと付近の磨耗が認められる。

図3-b　術後2年のデンタルX線写真。インプラント周囲の歯槽骨の喪失は認められない。

図3-c　術後4年のデンタルX線写真。スクリューの緩みなど問題もなく経過している。

対処結果
術後2年経過しているが、ミニスクリューの緩みや破折等は認められない。しかしながらスクリューホール付近の摩耗も激しく、咬合力が非常に強い患者であると言える（図3-a）。

デンタルX線写真でも辺縁歯槽骨の吸収を認めてはいないが（図3-b）、今後もメインテナンスで経過を追っていく必要性がある。

4 文献考察（ディスカッション・レビュー）

テーマ	著者、雑誌、発行年およびエビデンスレベル	論文タイトル	アブストラクト	SAFEのコメント
インプラント補綴スペース不足への対応	Peng L, Chen L, Harris BT, Morton D, Lin WS. J Prosthet Dent 2017;118(6):712-716. 5. 記述研究	Managing complications resulting from limited prosthetic space with a monolithic, multichromatic CAD-CAM implant-retained overdenture: A dental technique. 補綴スペースの不足に起因する合併症をインプラントオーバーデンチャーで対応した症例	補綴スペースの不足に対してインプラントオーバーデンチャーで対応した症例報告。	インプラントのクリアランスの不足はリカバリーが困難なトラブルの1つであり、術前の確認が必須である。クリアランスが不足している場合には、ボーンレベルタイプのインプラントを選択したり、あらかじめ対合歯の修復について説明を行っておく必要がある。

5-1 クリアランス不足をゴールド単冠処理スクリュー固定でリカバリー

5 SAFEの見解および予防策（コンクルージョン）

SAFEの見解

本症例は矯正治療の既往がある患者であり、両側上顎第一小臼歯が抜歯されている状態である。臼歯関係はフルクラス2仕上げで咬合を構築するのが望ましいと考えられ、ワックスアップでも7̄と下顎の6番はわずかに咬合接触している。ただし、インプラント補綴の歯冠幅径は清掃性や構造力学的理由から、天然歯よりもダウンサイズする必要性があり、上下が天然歯である場合よりも7̄と6̄は咬合接触しにくいことが多い。

7̄へのインプラント埋入は、スクリューリテインの場合でも歯冠高径5mmは必要であると考えられるため、本症例のように挺出防止として埋入計画を立てること以外では、元来、インプラント補綴はSDAの概念からも6番までで十分であることが多いと考えられる。

7̄の挺出を防止するための策としては7̄ 6̄を連結するか、7̄ 6̄ 5̄のカンチレバーのインプラント補綴を行うかになると思われる。

本症例は術後2年経過しているが、補綴装置の緩みなどのトラブルも発生していないため本症例の**トラブルシューティングレベルはⅠ**である。

予防策

初期治療として8̄のコア除去、プロビジョナルレストレーションの変更を試みるうえで8̄を抜歯するか使用していくかを判断する。診断用ワックスアップを製作し、歯冠補綴が可能であるかを判断したうえで確定的外科のインプラント埋入に移ることで、適切な補綴設計を立てることができると考えられる。

本症例の長期治療法として、見解で述べた方法を取るのであれば、先にカンチレバーのインプラントプロビジョナルを製作し、経過を追ったうえで良好であればそちらを選択し、破折等起こしてくるようであれば7̄は天然歯ではあるが6̄と連結する方法を取る。

6 補足（サプリメント）

一般的にはユニアバットメントのようなスクリュー固定用アバットメントを介して上部構造をオクルーザルスクリューによって固定するSegment typeは高径が高くなる。キャストデザインアバットメントのような金属焼き付け用アバットメントに直接上部構造を製作することによって（Non-Segment type）高径を低くすることができる。現在ではCAD-CAMによって製作されるチタンもしくはコバルトクロム合金に陶材を焼き付けることが多い。

インプラントスペースが不足しやすい下顎第二大臼歯において対合歯の挺出防止のためにインプラントを埋入する必要がある場合はこの選択をすることで対応できる。

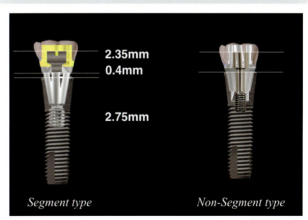

図4-a Segment typeとnon segment typeでの歯冠長の比較（アストラテックインプラントシステムでの方法）。

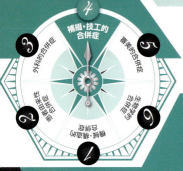

5章　欠損補綴設計・治療計画のトラブル

5-2　埋入ポジション不良

アクセスホールポジショニングの問題への補綴的リカバリー

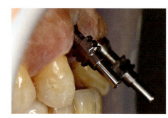

Level	
Ⅵ	専門機関への依頼を要する
Ⅴ	①～④の4つを要する
Ⅳ	①～④の3つを要する
Ⅲ	①～④の2つを要する
Ⅱ	①～④の1つを要する
Ⅰ	①～④を特に要さない

Factor（①外科的な侵襲、②高度な知識・技術、③長期的な治療期間、④高額な治療費）

1　トラブルおよび問題提起（マテリアル）

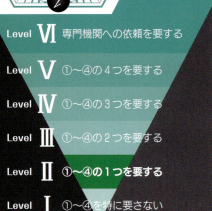
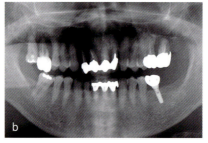
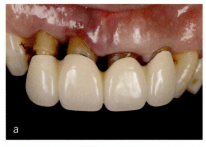
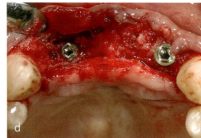
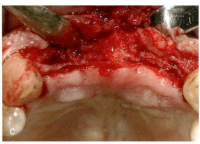

図1-a　初診時口腔内写真。著しい炎症と審美障害を呈している。上顎4前歯は保存不可能の状態である。

図1-b　初診時パノラマX線写真。上顎前歯部の著明な骨吸収を認める。

図1-c　抜歯を行った状態。既存骨の薄さがわかる。

図1-d　インプラント埋入時。GBRを行えない条件下で、できるだけ既存骨にインプラントを埋入している。

トラブル

　患者は65歳、女性。元々装着されていたインプラント補綴装置により、歯肉の腫れによる痛みを訴え来院。不良補綴装置のためか、過度のブラックマージンを認めたことに加え歯根も露出し、骨が退縮している（図1-a）。術前のパノラマX線写真から上顎前歯部付近には明らかな骨量不足が見受けられる。

　本症例は金銭的理由等でインプラント埋入以外の外科処置を行わないという治療規制のあった症例であり、GBRなどの外科的処置は行っていない。前歯部は保存不可能のため抜歯を行った後、やむをえず現状の既存骨へ2本のインプラント埋入を行っている。結果、ポジションが前方へと位置してしまい、補綴的にリカバリーを行う必要性が生じた。

　インプラント補綴装置は、担当歯科医師および患者の意向もあり、スクリュー固定に限定している。

5-2　アクセスホールポジショニングの問題への補綴的リカバリー

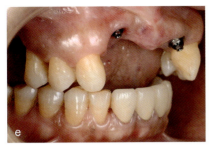

図1-e　口腔内マルチユニットアバットメント装着写真（ストレート1mm）。

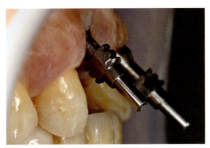

図1-f　インプレッションコーピングを立てた状態。隣在歯と比較して唇側に大きく傾斜していることがわかる。

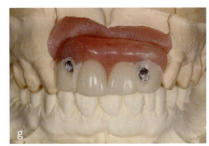

図1-g　チェアサイドにて即時に製作したプロビジョナルレストレーション。アクセスホールのポジションが歯頸部付近に位置してしまっている。

問題提起

本症例に使用しているインプラントはブローネマルクシステムのRPである。マルチユニットアバットメント1mmのカフの高さを選択し、アバットメント上にスクリュー固定のジルコニアの補綴装置を製作した。そこで問題となるのが、スクリューアクセスホールポジションである。現状での補綴デザインでは歯頸部付近にホールが抜けてしまう。

2　対処および解決方法（メソッド・シューティング）

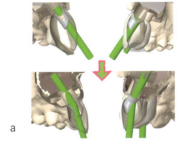

図2-a　CADソフトウエア上でのアクセスホールポジショニングの設定。この状態では唇側にアクセスホールが開口してしまう。

図2-b　角度補正済みのジルコニアのフレームワーク。

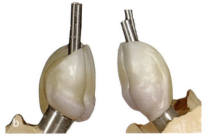

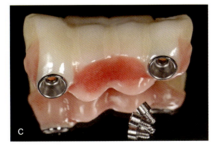

図2-c　アバットメントレベルでのチタンベースを介在させたジルコニアの補綴装置。

図2-d　ポーセレンのビルドアップ後、完成した状態。

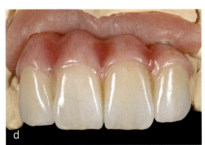

トラブルの対処

ポジションの問題に対処するため、歯頸部付近に位置しているスクリューアクセスホールをCADデザイン上での補正が可能なZACシステム（デンテックインターナショナル社）を用い、通法に従いジルコニアのフレームワークの製作を行い、ポーセレンのビルドアップを行う。また上部構造には、チタンベースを介在させたジルコニアのハイブリッドデザインを採用している。

トラブルの解決方法

補綴設計バリエーションとして、角度付きアバットメントという選択もあったが、本症例ではインプラント補綴装置に少なくとも20度以上のアンギュ

5章　欠損補綴設計・治療計画のトラブル

レーションが必要である。そこで既製のアバットメントでセレクションを行うと、使用できるものは20度が限界であり、カフの高さも4mmの設定になってしまう。辺縁歯肉部の薄さも想定すると、メタル部が露出し、審美的に不利に働くと判断した。また回転防止機構の存在により、ポジションもどの位置に収まるのかが曖昧であり、補綴設計の行いにくさが懸念される。

3 対処結果（リザルト）

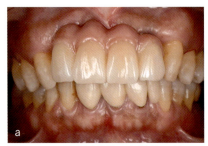

図3-a　口腔内装着時。初診時に呈していた著しい審美障害が改善されている。

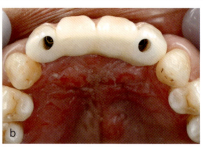

図3-b　口腔内咬合面観。ZACシステムにより、アクセスホールポジションが改善されている

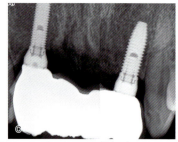

図3-c　デンタルX線写真。フィットも問題なく獲得されている。

対処結果

外科処置、患者の金銭面等の規制のある中で、アクセスホールポジショニングの問題も解決でき、補綴的にCADソフト上でのデザイン、リカバリーを行った。装着後3年ほど経過しているが、トラブルの報告もなく、予後も安定しているようだ。

4 文献考察（ディスカッション・レビュー）

テーマ	著者、雑誌、発行年およびエビデンスレベル	論文タイトル	アブストラクト	SAFEのコメント
位置不良による審美障害	Zembic A, Kim S, Zwahlen M, Kelly JR. Int J Oral Maxillofac Implants 2014;29 Suppl:99-116. **1. システマティックレビュー(SR)**	Systematic review of the survival rate and incidence of biologic, technical, and esthetic complications of single implant abutments supporting fixed prostheses. 単独歯固定性インプラント修復における、生存率、生物学的・技術的・審美的合併症の発生率に関するシステマティックレビュー	単独歯固定性インプラント修復における、生存率、生物学的・技術的・審美的合併症の発生率に関して24編の論文のレビューを行った。セラミックおよびメタルアバットメントの生存率は、それぞれ97.5%、97.6%であった。5年間の技術的合併症はセラミックアバットメントが11.8%、メタルが8.9%であった。生物学的合併症はセラミックアバットメントが10.4%、メタルが6.1%であった。審美的合併症を含むすべての項目において有意差は認められなかった。	5年予後の観察期間において、アバットメントの材質による審美的合併症に差はみられなかった。審美的合併症の原因は多くが埋入位置の不良であり、術前の埋入計画が重要である。

5 SAFEの見解および予防策（コンクルージョン）

SAFEの見解

前歯部においては補綴装置が長期的に安定することはもちろん、審美性も考慮に入れなければならない。費用面に制限が出たときには本症例のように外科の範囲内でのコストカットを考えるのか、補綴の範囲内でコストカットを考えるのかを患者とよく相談したうえで決定しなければならない。相談する際にも、患者がハイスマイルなのか、審美的要求が高

5-2　アクセスホールポジショニングの問題への補綴的リカバリー

いかなどのキャラクターを判断したうえで治療計画を提示するのがスムーズであると考えられる。

本症例のように条件が限られた中でスクリューリテインを選択しつつも審美性を追求するときに、従来のアングルアバットメントを用いた角度補正よりもZACシステムは有効なツールであると考えられる。だが、スクリューが破損した際には撤去しづらいことを術者は頭に入れておかなければならない。

本症例は補綴装置の工夫によるアクセスホールの変更によりトラブルに対応できたため、**トラブルシューティングレベルはⅡ**である。

予防策

審美に関するゴールを患者とよく相談したうえで補綴装置を決定する必要があるが、現在はCADの分野やデジタル化が進んでいるため、最終ゴールを患者が視覚的に判断できるようになると思われる。それにより具体的なカウンセリングを行うことで外科処置を希望される可能性も出ると考えられる。

本症例のようにピンクポーセレンの部分が必要であったり、埋入ポジションに制限があったりする症例においてはアバットメントのセレクションや埋入深度などを担当歯科技工士とよくディスカッションし、最終補綴装置のゴールを決定しておくことが望ましいと考えられる。そのうえで患者が清掃しやすく、また、担当歯科衛生士がメインテナンスしやすいような清掃性の高い補綴装置にすることも重要である。

患者の費用面や治療期間の規制さえなければ、インプラントポジションも理想的な位置に埋入できたであろう。そうすれば補綴デザインの自由度も増え、より審美的にも、強度的にも良い結果が出ることは予測できる。しかしながら、患者ベースの考えのうえでは、補綴的に新たな対応ができるようになってきたからこそ、さまざまな状況下での一手として応用することができ、長期的に見ても十分活用できる補綴的リカバリー法だと考える。

6　補足(サプリメント)

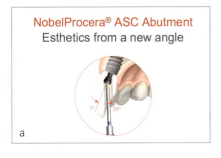

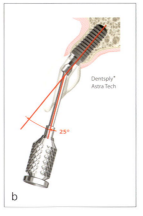

図4-a,b　各アクセスホール角度補正システム
a：ASC(ノーベルバイオケア社)
b：ZAC(デンテックインターナショナル社)
　アバットメントレベルでも使用可能である。

近年、スクリューリテインの補綴装置においてはこのような25度までであればスクリューアクセスホールの角度補正が行えるというシステムがある。

現時点では、ノーベルバイオケア社のASCシステム、Straumann社のASSシステムなどが存在するが、本症例に使用したZACシステムの理由として、以下の点が挙げられる。

1. さまざまなインプラントシステムに対応することができる
2. 複数インプラントのコンビネーション、そして連結症例にも応用できる
3. フィクスチャーレベルだけでなくアバットメントレベルにも使用可能
4. 補綴設計が自由に行え、臨床的に補綴にリカバリーの行いやすさにある

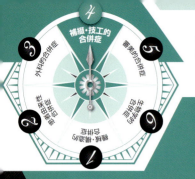

5章 欠損補綴設計・治療計画のトラブル

5-3　埋入ポジション不良

矯正治療困難症例の補綴的リカバリー

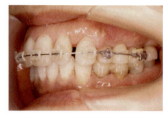

Factor（①外科的な侵襲、②高度な知識・技術、③長期的な治療期間、④高額な治療費）

1 トラブルおよび問題提起（マテリアル）

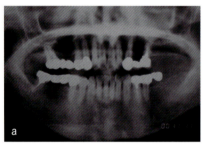

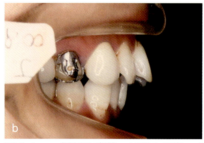

図1-a　初診時パノラマX線写真。患者の主訴である前突の改善に必要な前歯をリトラクションするための大臼歯が欠損している。矯正治療に先立ち臼歯に固定源が必要となる。

図1-b、c　矯正治療前の口腔内写真。オーバージェットが大きく、犬歯関係は左右どちらとも2級である。一般的には矯正治療後にインプラントを埋入するのが望ましいがこのようにインプラント治療を先行せねばならない場合は治療後のイメージが重要になる。

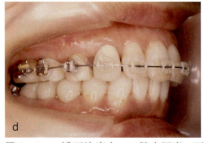

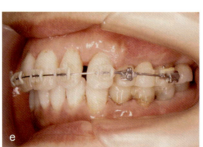

図1-d、e　矯正治療中の口腔内写真。下顎のリトラクションは終了しており、上顎のリトラクションが終了間際の状態である。

図1-f　矯正治療途中のパノラマX線写真。

トラブル

患者は41歳、女性。既往歴に特記事項なし。審美障害、咀嚼障害を主訴として来院。

口腔内の清掃状態は比較的良好であった。多数の不適合補綴装置が存在し、|5部には歯根破折が原因と考えられる炎症所見が確認された。咬合状態はAngle II級1類で、上顎前歯の前突による審美障害が一番の主訴であった。

5-3　矯正治療困難症例の補綴的リカバリー

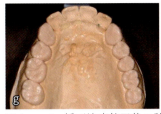 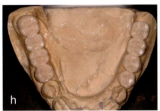 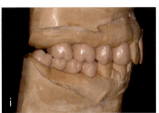 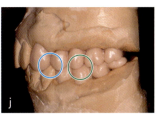

図1-g～j　矯正治療終了後の診断用ワックスアップ。上顎のリトラクション量の不足により前歯がカップリングしていないことがわかる。(g) 左右臼歯部の大きさに違いが生じている。(j) |3 がD型のガイドとなり（青丸部）、臼歯部が1歯対1歯の咬合関係となった（緑丸部）。このような咬合関係ではバランシングサイトでの咬頭干渉が生じやすくなるため、定期的な咬合のチェックが必要となる。

問題提起

|5 は歯根破折のため保存不可能と診断し、抜歯となった。セットアップモデルを製作し、インプラント治療と矯正治療を組み合わせた全顎的治療計画を立案した。インプラントは 6|4 6 7、7 6|6 7 部に埋入した。

抜歯窩の影響もあり、|4 部のインプラント埋入ポジションがわずかに近心方向に移動した。このインプラントポジションの影響もあり、矯正後の診断用ワックスアップで確認できるように、2|-|2 にアンテリアカップリングを付与することが困難となった。

2　対処および解決方法（メソッド・シューティング）

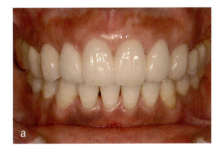 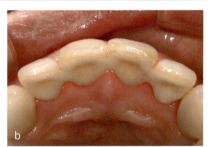

図2-a　カップリングが得られなかった前歯を 2|-|2 の舌側にジルコニアで被覆することで対応した。

図2-b　術後の口腔内写真。

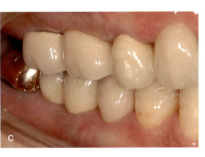 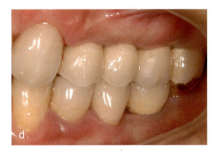

図2-c　右側側方面観。犬歯関係は1級が確立されている。

図2-d　左側側方面観。犬歯関係は2級であり、上顎のリトラクション不足が考えられる。

トラブルの対処

矯正後の保定とアンテリアカップリング付与のため 2|-|2 の舌面をジルコニアで被覆した（図2-a）。結果 3|3 による側方運動でのガイド、ならびに 1| のディスクルージョンを獲得した。

トラブルの解決方法

咬合や歯周組織、顎関節等に問題は生じなかったが、上顎前歯部の色調を含む審美的な問題と口蓋側に接着させたジルコニアの違和感を訴え、2|-|2 の補綴治療を強く要望されたため、ジルコニアセラミックを使用した補綴修復を行った。また保定のため、さらにクレンチングから歯と補綴装置を守るため、夜間にスプリントを装着していただくことを約束した。

5章　欠損補綴設計・治療計画のトラブル

3　対処結果（リザルト）

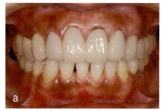
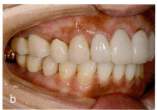
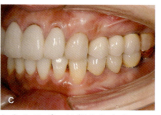

図3-a〜c　術後13年後の口腔内写真。顎位も安定しており、大きなトラブルは認められない。

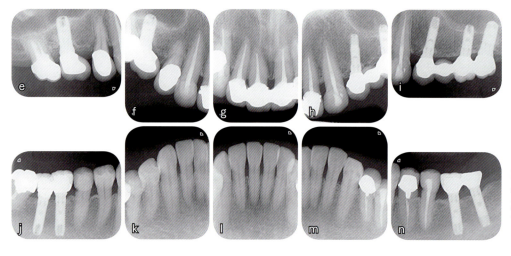

図3-e〜n　術後13年後の10枚法デンタルX線写真。炎症所見も認められず安定している状態である。

対処結果

審美的にも機能的にも患者の満足を得ることができ、トラブルなく術後14年が経過している。
　しかしながら、矯正治療により当初計画していた前歯部のカップリングが不確実なものとなり、結果、2|-|2の補綴処置を余儀なくされることとなった。原因のひとつにインプラントの埋入位置の問題があり、もどかしさが残る症例となった。

4　文献考察（ディスカッション・レビュー）

テーマ	著者、雑誌、発行年およびエビデンスレベル	論文タイトル	アブストラクト	SAFEのコメント
インプラントによる歯根損傷	Yoon WJ, Kim SG, Jeong MA, Oh JS, You JS J Korean Assoc Oral Maxillofac Surg 2013; 39(3):144-7 ----- 4. 分析疫学的研究	Prognosis and evaluation of tooth damage caused by implant fixtures. インプラントによる歯根損傷の予後と評価	インプラントによる歯根損傷で起こりうる症状として、打診痛などの不快症状、歯牙の動揺、歯髄壊死などが挙げられる。しかしながら、もしこれらの症状が出ない場合は、注意深く経過観察しインプラントのインテグレーションを待つことも可能である。	歯根に近接したインプラントでも症状が出ない場合があるため、注意深く症状を確認する必要がある。症状がある場合は、インテグレーションする前に速やかに除去することが望ましい。

5-3　矯正治療困難症例の補綴的リカバリー

5　SAFEの見解および予防策（コンクルージョン）

SAFEの見解

本症例の問題点は、|4のインプラントの埋入位置が近心になっているため、上顎前歯のリトラクション量が不足してしまったことである。左側犬歯関係がⅡ級関係であるので、Ⅰ級関係になるまで移動させる必要があった。また、右側犬歯関係がⅠ級であるため、天然歯幅径のままだとアンテリアカップリングを得ることができない。そのため下顎前歯と上顎前歯をカップリングさせるためには、補綴による軸変更と上顎前歯の舌面形態の調整で対応せざるを得なくなった。

本症例は追加の補綴処置によりトラブルを解決したため、**トラブルシューティングレベルはⅢ**である。

予防策

最良の対策は術前に信頼できるセットアップモデルを製作し、適切な位置にインプラント埋入することである。最終的な補綴設計だが、最後方臼歯のクリアランスと口腔前庭の広さを考慮したうえで、上顎右側のように小臼歯1本で対応するか、本症例のように小臼歯2本で対応するかを選択する必要がある。

セットアップモデルに盛り込む重要なことは犬歯が1級関係であり、臼歯は咬頭対窩の関係になっていることが長期安定に繋がるキーである。

インプラントの埋入位置が読みにくい場合には、ポジションの診断を確実にするために埋入時期を遅らせる工夫が必要になる。対応としては、片顎（たとえば下顎）のみへのインプラント埋入を先に行い、顎位を安定させたうえで確実な位置に上顎のインプラントを埋入する。または暫間インプラントを使用し、矯正治療をある程度進めてから埋入位置を決定するなどを検討してもいいだろう。

6　補足（サプリメント）

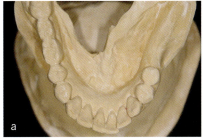
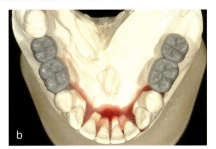
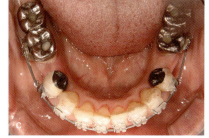

図4-a　術前の模型。下顎前歯の舌面が大きく見えていることから、かなり唇側に傾斜していることがわかる。

図4-b　リトラクション量が計算されたセットアップおよびワックスアップモデル。

図4-c　図4-bのモデルに従って埋入されたインプラントと矯正治療。インプラントは強力な固定源となる。

前歯部の後方リトラクション

前歯を後方にリトラクションするためには、後方にアンカーとなる歯やアンカースクリューが必要になる。しかし、アンカースクリューでは、アンカーとなる天然歯の固定や歯のアップライトなどの傾斜移動しか行うことができない。歯体移動させるためには、歯にブラケットを接着し、ワイヤーによる矯正が必要になる。そのため本症例のように後方臼歯が欠損している場合には、インプラントを埋入せざるを得ない。通常のインプラントを確定的に埋入することが可能であれば、スムーズに治療が進む。しかし、複雑なケースで埋入位置が厳密に予測できない場合には、撤去しやすい暫間インプラントを使用し矯正治療を進めるほうが安全かもしれない。

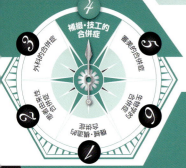

5章　欠損補綴設計・治療計画のトラブル

5-4　埋入ポジション不良

Level	
VI	専門機関への依頼を要する
V	①〜④の4つを要する
IV	①〜④の3つを要する
III	①〜④の2つを要する
II	①〜④の1つを要する
I	①〜④を特に要さない

不良インプラントポジションによる歯列狭窄への補綴的リカバリー

Factor（①外科的な侵襲、②高度な知識・技術、③長期的な治療期間、④高額な治療費）

1　トラブルおよび問題提起（マテリアル）

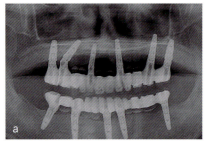

図1-a　旧義歯を基準としたガイデッドサージェリーにてインプラントの埋入が行われ、ポジションは一見理想的にみえるが、

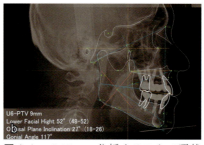

図1-b　セファロ分析することで現状と平均値のズレがみえてくる。

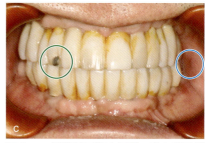

図1-c　初診時口腔内写真。青丸部は頰粘膜に見られた咬傷。緑丸部にはよく破折が生じる。

トラブル

　患者は65歳、男性。しゃべりにくくなってきたこと、食事中に舌をよく咬むこと、そして前歯部がよく割れることを主訴に来院。治療当初は舌感も良く快適だったが、他院での最終インプラント補綴装置装着後6ヵ月ごろから舌を噛むようになり、しゃべりにくくなってきたとのことである。

　口腔内所見として左側歯列弓が狭窄しているようにみえ、頰にも咬傷がみられた。また左側の表情筋に緊張がみられ、口角が上がっていることも観察された。

　セファロ分析から、咬合高径および咬合平面の高さは許容範囲内と思われる。しかしFH Planeに対してPalatal Planeが下がっているため、臼歯部に早期接触が起こりやすい状況であったと推測される。また、下顎角が張っているため筋力および咬合力が強いことが推測される。歯周病よりもオーバーロードによって臼歯部から崩壊してきたと推測される。

　次に既存補綴装置の模型診断からは、全体像で推測したとおり左側の歯列弓の狭窄がみられた。

問題提起

　今回は左側の歯列が狭く、補綴装置がニュートラルスペースより内側に傾斜していることから舌を噛

5-4 不良インプラントポジションによる歯列狭窄への補綴的リカバリー

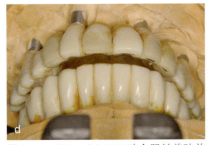

図1-d　CRバイトでの咬合器付着時前歯部。義歯の咬合が前噛みになっている。ボーンアンカードブリッジによるリモデリングの結果、顎位が変化が予測される。

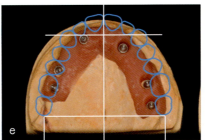
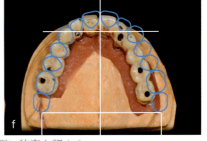

図1-e、f　義歯の平均値配列との比較。左側に狭窄を認める。

みやすくなっており、また、それを避けるため舌尖端が前に突き出し喋りにくくなっているのではないかと推測される。

エングラムが除去されたことにより顎位に変化が起こり、それを回復すべくクレンチングやグラインディングが起こっていると推測される。

2　対処および解決方法（メソッド・シューティング）

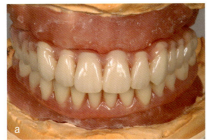
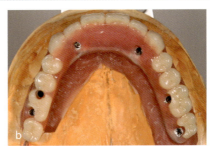
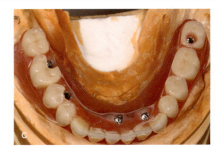

図2-a〜c　平均値配列を元に製作したプロビジョナルレストレーション。

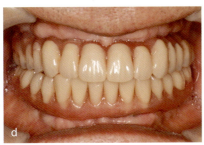
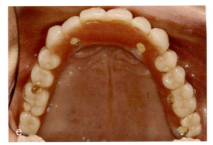
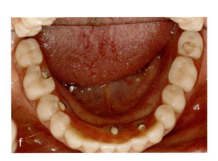

図2-d〜f　プロビジョナルレストレーション装着時口腔内写真。

トラブルの対処

　治療方針を患者と検討した後、ニュートラルスペースを基にしたプロビジョナルレストレーションを製作することとした。
　顎位の再診査・診断を行ったのち、最終補綴まで6ヵ月以上の経過観察を行い、最終補綴へ移行する計画を立てた。総義歯の顎堤を基に通法どおり製作して垂直的・水平的顎位を決定、プロビジョナルレストレーションを製作することとした。

トラブルの解決方法

　狭窄歯列弓に設置されていたチタンフレームのボーンアンカードブリッジを取り外し、歯列弓が拡大するように補強線入りのアクリリックレジンのボーンアンカードブリッジを装着した。

5章　欠損補綴設計・治療計画のトラブル

❸ 対処結果（リザルト）

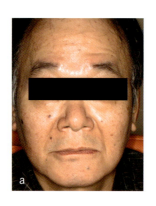
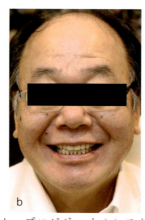
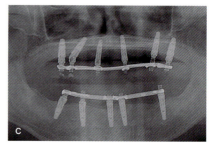

図3-a　治療前の顔貌。食事に気を使うあまり食事が楽しめず表情も固い。

図3-b　プロビジョナルレストレーション装着後6ヵ月。気にせず満足して食事できているとのこと。顔貌もふっくらしてその表情からも精神的にも満足していることがうかがえる。

図3-c　簡易フレーム上に総義歯を炊き込んだものでも問題なく機能している。

対処結果

　費用的な面からも今回は補強線を入れたデンチャータイプを選択した。最初の治療の際、破折や脱離を繰り返したとのことで、患者には抵抗があったが、プロビジョナルの修正後から破折や脱離もなく口腔周囲筋の調和も取れていたため、6ヵ月の経過観察期間予定が患者中断のため1年半に延びてしまった。しかし、その間の問題もなく2年をめどに作り変えることを提案した。

　本症例は、総義歯による咬合の安定を図った後に、その義歯を元にガイデッドサージェリーを行った患者であった。口腔周囲筋の回復は患者の口腔内状態によりさまざまで、リハビリにかかる時間も期間もまちまちである。デンチャーによる機能回復を行ったとしても、術者の技術により回復できるステージにばらつきがある。義歯が安定しないからと安易にボーンアンカードブリッジに走るのではなく、真の機能回復を目指しプロビジョナルの期間中にリハビリを行い、リモデリングを促すことをお勧めする。口腔周囲筋は使えば使うほど機能回復するため、術前の患者の状態をしっかり把握し、戦略的にどの部位を優先的に機能回復させるべきかを考えて治療計画を立案することが大切であると考えている。

❹ 文献考察（ディスカッション・レビュー）

テーマ	著者、雑誌、発行年およびエビデンスレベル	論文タイトル	アブストラクト	SAFEのコメント
必要なインプラント本数	Mericske-Stern R, Worni A. Eur J Oral Implantol. 2014 Summer; 7 Suppl 2:S133-S153. 1. システマティックレビュー（SR）	Optimal number of oral implants for fixed reconstructions: a review of the literature. 固定性修復における最適なインプラントの本数　文献レビュー	固定性修復における最適なインプラントの本数について文献レビューをおこなった。5年予後における平均生存率は90〜100%であった。多くの文献で4〜6本で修復されていたが、上顎におけるクロスアーチではその限りではなかった。無歯顎において、できるだけ多くのインプラントを埋入する昼用はなく、必要なインプラントの本数は4〜6本である。	無歯顎においては4〜6本のインプラントによって修復が可能であり、残存歯を保存することでインプラントの本数がそれを上回る場合は、戦略的な抜歯も考慮する必要がある。

5-4 不良インプラントポジションによる歯列狭窄への補綴的リカバリー

5 SAFEの見解および予防策（コンクルージョン）

SAFEの見解

　総義歯はフルマウスリコンストラクションの最終形態である。総義歯の安定を図った後にインプラントへ移行するのが定石であろう。しかし、インプラントにより固定された補綴装置は、患者の機能回復を加速し、リモデリングの期間を短縮することも可能となる。高齢化社会になりつつある現代において、ボーンアンカードブリッジは患者のQOLを高め、また咀嚼嚥下等の機能回復のみならず、認知症への予防効果も期待される。患者の機能回復、リモデリングのペースに合わせた治療が必要になるであろう。

　本症例は補綴装置の変更とそれに伴う経過観察期間を設定したため、**トラブルシューティングレベルはⅢ**である。

予防策

　リモデリングを早く正確に行うためには経過観察中のリハビリが大切となる。必要があれば経過観察期間の延長も視野に入れることも、再治療の防止につながると考えられる。また、患者にはリハビリの方法だけでなく、清掃方法もしっかり指導しなければ、同じく再治療が必要になる。特に高齢者は家族の方にも伝える必要性が出てくると思われる。

　本症例の長期治療計画としては患者のライフステージによって補綴装置を変更できる埋入ポジションや本数にすることが重要である。そうすることで、患者自身で磨きにくくなったとき、オーバーデンチャー撤去が必要になったときに、介護士やヘルパー、ご家族が磨きやすいボーンアンカードブリッジに戻すという方法が可能になる。

6 補足（サプリメント）

図4-a〜c　指導前のIOD、All on 4。汚れていることが確認できる。

図4-d、e　メインテナンス時（清掃前）。IODは指導前と変化がみられず、義歯内には汚れが多く残っている。口腔内、インプラント周囲にも食渣が残っており、周囲組織の発赤を認める。

図4-f　All on 4は、ソニッケアーによる清掃方法の指導により、補綴装置との境界のクリーニングが改善していることが確認できる。（図4-a〜f）

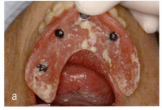
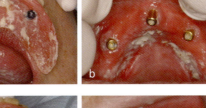
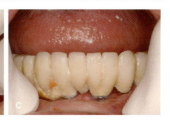
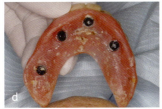
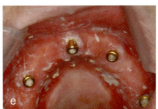
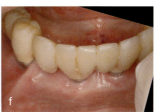

（図4-a〜f　写真提供　脇田雅文先生（海老名市開業）のご厚意による）

参考症例

　本症例では、メインテナンスを行いやすいよう、上顎はインプラントオーバーデンチャー、下顎はボーンアンカードブリッジとした。4年後要介護となり、日々のメインテナンスを娘が行うこととなった。

　上顎は可撤式のために痛がって磨きにくく、メインテナンス時にIOD下にも食渣が多く溜まっていることが確認できた。ボーンアンカードブリッジのほうがソニッケアー（フィリップス社）を当てやすく、ブラッシングをしやすいとのことであった。歯科医師の訪問診療の際、ヘルパーからもボーンアンカードブリッジのほうがブラシを当てる場所がわかりやすく、ブラッシングによるケアがしやすいとの答えを得た。IODは取り外しできるが、アタッチメント部のクリーニングは素人には難しく、IODとアタッチメントの2つを磨かなければならないことが忘れられることもある。

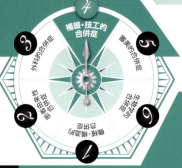

5章　欠損補綴設計・治療計画のトラブル

5-5　埋入ポジション不良

補綴形態の変更でのリカバリー

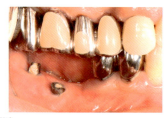

- Level Ⅵ　専門機関への依頼を要する
- Level Ⅴ　①～④の4つを要する
- **Level Ⅳ　①～④の3つを要する**
- Level Ⅲ　①～④の2つを要する
- Level Ⅱ　①～④の1つを要する
- Level Ⅰ　①～④を特に要さない

Factor（①外科的な侵襲、②高度な知識・技術、③長期的な治療期間、④高額な治療費）

1　トラブルおよび問題提起（マテリアル）

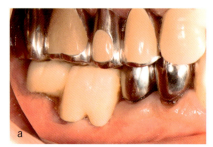
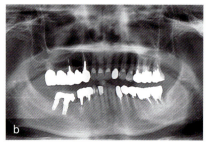
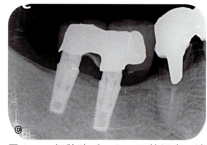

図1-a　初診時口腔内写真。セメント固定式のインプラント補綴装置が装着されているが、著しい動揺を認めた。清掃が困難な形態で製作されている。

図1-b　初診時パノラマX線写真。6部は近心側にハーフポンティック形態をとることで大臼歯形態を再現しようとしている。

図1-c　初診時デンタルX線写真。適合性の悪いインプラント補綴装置が装着されており、セメントの残留も疑われる。5は大きな二次う蝕の存在のため、保存不可能の状態である。

トラブル

　患者は62歳、男性。既往歴に特記事項なし。

　3年ほど前に、某歯科医院で右下臼歯部のインプラント治療を受けたが、インプラント補綴装置の頬粘膜への刺激が気になっていた。当時の担当医には「これ以上どうしようもない」と言われ、問題を解決してもらうことはなかった。その後、補綴装置の動揺を認め、担当医に相談したところ、「インプラントが抜けかけているので、もう一度インプラント治療をやり直すしかない」と言われたため、セカンドオピニオンを求め当院へ来院となった。

　初診時口腔内所見として、7 6 相当部にセメント固定式のインプラント補綴装置が装着されており、著しい動揺を認めた。パノラマX線写真から、7 6 部のインプラントの位置は、6 が半歯分ほど遠心側に埋入されており、6 部の近心側にはハーフポンティックのように補綴装置が製作されていた。デンタルX線写真からは、適合の悪いインプラント補綴装置とセメントの残留の疑いを認めた。

　リムーバーにてインプラント補綴装置の除去を試みた。しかし、アバットメントスクリューが緩んでいるため無理な力をかけることができず、除去ができなかった。そこで患者の了承を得てインプラント補綴装置を削り、除去することとした。

5-5 補綴形態の変更でのリカバリー

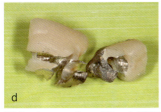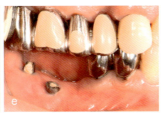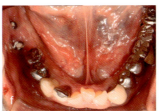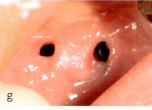

図1-d〜g　インプラント補綴装置除去後の状態。7 6ともに埋入角度が対合歯に対して45度ほど傾いていることがわかり、インプラント埋入のミスが補綴学的失敗を招いていた。マイクロスコープでインプラント内部をチェックしてみたが、傷や破損は認められなかった。

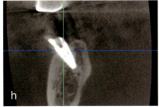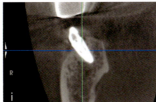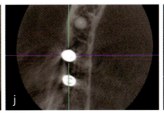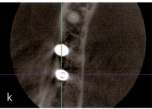

図1-h〜k　CBCTによる埋入角度の確認。7 6ともに、過度に頬側傾斜埋入されており、埋入ミスもしくはプランニングに問題があったと考えられる。

問題提起

埋入担当医はおそらく初心者で、インプラント埋入方向がインプラント補綴装置の形態や清掃性に大きく影響を及ぼすことを理解していなかったのではないかと考えられる。開口量不足のためのミスも考えられたが、4横指分の十分な開口量があった。また、7 6のインプラント補綴装置に適切な形態と清掃性を与え、対合歯との良好な咬合関係を構築するには、近遠心的な埋入ポジションに対する配慮も欠けている。

2 対処および解決方法（メソッド・シューティング）

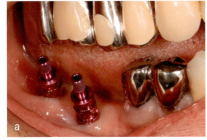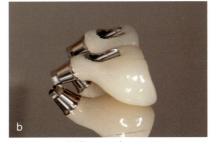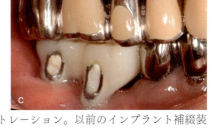

図2-a　インプレッションコーピングの装着。インプラントコーピングを装着すると、いかに埋入方向が不正であるかがよくわかる。

図2-b, c　製作したプロビジョナルレストレーション。以前のインプラント補綴装置の頬側の張り出しにより、頬粘膜が擦れて痛いという訴えがあったため、プロビジョナルレストレーションの頬側を可及的に薄く製作した。また舌側のプラークコントロールが難しい形態であるため、インタースペースがインプラント周囲に届くように設計した。

トラブルの対処

トラブルの解決方法として、以下の2点が考えられる。
1. インプラントを撤去し、再埋入を行う
2. 補綴的に問題点に対処し、機能的で清掃性の高いインプラント補綴装置を再製作する

インプラント自体は生物学的、機械的問題を抱えておらず、患者は2の方法による対処を希望した。

5章　欠損補綴設計・治療計画のトラブル

トラブルの解決方法

インプラント補綴装置を一度除去し、ダイレクトスクリューによる固定様式のプロビジョナルレストレーションを製作。その後粘膜への刺激や清掃性、咬合状態などを評価し、患者の満足を得られた後に最終補綴を製作することとした。本来5を含めた問題対応が望ましいことを説明したが、患者は問題が起こるまでは経過観察したいとのことで、67のみでの対応を希望された。

3 対処結果（リザルト）

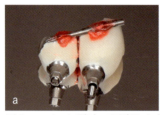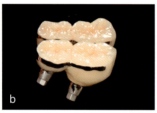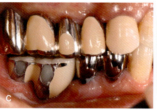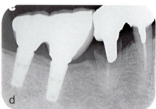

図3-a〜d　口腔内で固定した後のインプラント補綴装置(a)。最終補綴装置(b)。最終補綴装置装着時の口腔内写真およびデンタルX線写真(c、d)。最終印象後、即時重合レジンを築成したインプラント補綴装置を単独で装着し、形態の確認、咬合調整を行った。そして印象の誤差を修正するため、口腔内で規定トルクで両インプラント補綴装置を締め付け、パターンレジンによる固定を行った。技工士によるロウ着作業後、アバットメントヘックス部の調整を行い、スムーズに着脱が可能になったことを確認し、セラミックスの焼付けを行った。

対処結果

新しいプロビジョナルレストレーションを装着した後、患者に主観的評価をしてもらったところ、以前のインプラント補綴装置装着時に見られた頬粘膜の痛みもなく、何でも問題なく食事ができるということだった。口腔衛生指導(oral hygiene instruction: OHI)により、セルフケアで口腔清掃が確実にできることを確認し、最終インプラント補綴装置の製作に移行した。両インプラントは埋入ポジション、埋入方向は不正であったが、幸い平行に近い状態で埋入されていた。そのためダイレクトスクリューによる固定を行っても、アバットメントの回転防止のためのヘックス部を若干削合するのみで連結固定も可能であった。

4 文献考察（ディスカッション・レビュー）

テーマ	著者、雑誌、発行年およびエビデンスレベル	論文タイトル	アブストラクト	SAFEのコメント
インプラント埋入方向による合併症	Apaza Alccayhuaman KA, Soto-Peñaloza D, Nakajima Y, Papageorgiou SN, Botticelli D, Lang NP. Clin Oral Implants Res 2018;29 Suppl 18:295-308. ------ 1. システマティックレビュー／メタアナリシス (SR/MA)	Biological and technical complications of tilted implants in comparison with straight implants supporting fixed dental prostheses. A systematic review and meta-analysis. 傾斜埋入されたインプラントと歯軸方向に埋入されたインプラントの生物学的および技術的合併症：システマティックレビュー・メタアナリシス	傾斜埋入されたインプラントと歯軸方向に埋入されたインプラントについて生存率、辺縁骨吸収、生物学的および技術的合併症についてシステマティックレビューおよびメタアナリシスを行った。すべての項目について有意差は見られなかった。	インプラントの方向は、生存率・辺縁骨吸収・合併症について影響を与えないという結果だが、スクリュー固定式の上部構造の場合はアクセスホール周囲はチッピングを起こしやすいため、補綴デザインに留意する必要がある。

5-5 補綴形態の変更でのリカバリー

5 SAFEの見解および予防策（コンクルージョン）

SAFEの見解

本症例ではインプラントの埋入が理想的な位置より頬側に傾斜して埋入されている。クロスバイトになるのを回避するためにセメント固定で歯冠軸を変更しようと試みているが、清掃性を低下させてしまっている。補綴装置の変更により機能的で清掃性の高い補綴装置を製作することができたが、インプラントの撤去・再埋入でしか解決されないような場合には大きなトラブルを招く結果になるといえる。

本症例は補綴装置の変更によりトラブルに対応したため、**トラブルシューティングレベルはIV**である。

予防策

本症例に限らず、一般的にインプラントを長期にわたり問題なく使用するためには、近遠心的、頬舌的そして埋入深度を含めた三次元的な埋入位置を考慮する必要がある。それにより適切な清掃性と機能的な咬合付与が可能となるからである。本症例においては診断用ワックスアップを製作し、インプラントの埋入位置を決定するサージカルステントの準備が最低限必要である。経験値が浅い術者の場合、より正確な埋入のためにサージカルガイドを用いて埋入することも考慮すべきである。しかし大臼歯におけるガイデッドサージェリーは開口量の問題なども含め、経験値が必要な側面もあり、いずれにせよ十分なトレーニングが必要となる。

6 補足（サプリメント）

参考文献
1. 皆川 仁. やさしいインプラント治療 初めての1本埋入をガイドします！. 東京：クインテッセンス出版, 2018.

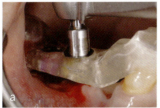
図4-a スリーブにパンチングドリルを挿入してぴったり入っていることの確認。上下にポンピングを行う。

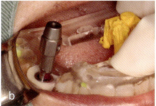
図4-b ガイドは、中央部をホールドしながらでも内側からバキュームできるようブロックを半分カット。フィクスチャーを挿入後埋入ツールを装着。

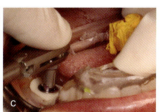
図4-c トルクレンチがあたっても痛くないようにホルダー角を保護する。

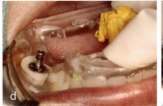
図4-d 深さの設定は、ストッパーのところまでフィクスチャーを埋入する。

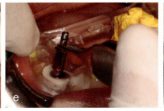
図4-e ドライバーが口腔内に落下すると危険なため、必ずフロスを巻き使用。外科用ピンセットでマウントヘッドを除去。

図4-f ジンジバルフォーマーが装着された。最後に確認のためガイドを付けてCT撮影を行う。

診断用ワックスアップから得られるガイドの歯冠部に造影性のあるレジンを使用することによって、歯肉の厚みも判断することができる。またCT撮影用ガイドを術者自身が改変して外科用ガイドにすることでインプラントの埋入軸をシミュレーションすることができるため、ガイドのドリルホールの最終調整は歯科医師が行うべきであろう。また、理想的な咬合関係獲得に向けたインプラント埋入のために、十分な歯槽骨・歯肉があるかを判断することによって外科のプランニングが決まるといえる。

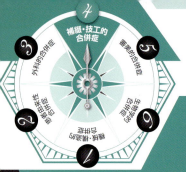

5章　欠損補綴設計・治療計画のトラブル

5-6　埋入ポジション不良

アクセスホールポジショニングの問題への外科的・補綴的リカバリー

Factor（①外科的な侵襲、②高度な知識・技術、③長期的な治療期間、④高額な治療費）

1　トラブルおよび問題提起（マテリアル）

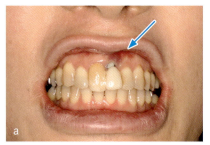
図1-a　初診時顔貌写真。インプラント補綴装置が繰り返し脱離していた。辺縁歯肉の腫脹と発赤を認める。また、著しい審美障害を呈している。

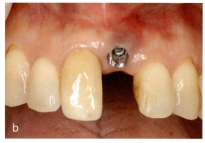
図1-b　シェルテック除去時の正面観。反対側同名歯と比較してみると、インプラントが唇側に傾斜して埋入されていることがわかる。

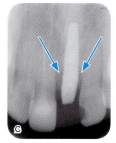
図1-c　初診時デンタルX線写真。インプラント周囲骨の吸収を認める。

トラブル

患者は52歳、女性。既往歴に特記事項なし。

5年ほど前に近医にて|1部にインプラント治療を受けた。その後メインテナンスは一切行っていなかったが、最近になってインプラント補綴装置が脱離し、別の歯科医院にて再装着するもたびたび脱離するとのことで、当院に紹介来院となった。

初診時口腔内所見として、|1部にはシェルテックが装着されており、外観不良を呈していた。インプラントアバットメントの高径は低く、また周囲粘膜の発赤が観察された。

インプラント周囲ポケットは全周にわたり7mm程度。出血ならびに排膿を生じており、インプラント周囲炎を発症していた。またデンタルX線写真から、近遠心的な埋入方向は問題ないものの、インプラント周囲骨の吸収が認められた。

問題提起

インプラントの埋入方向が唇側に傾斜したことにより、スクリュー固定のインプラント補綴装置ではスクリューアクセスホールが唇側に開口する。そのためセメント固定を選択したと考えられるが、アバットメントの高径が得られず、インプラント補綴装置が脱離し、外観不良に至ったと考えられる。

5-6 アクセスホールポジショニングの問題への外科的・補綴的リカバリー

また埋入方向が唇側傾斜しているため、インプラント頸部の唇側歯槽骨の厚みが確保できていない。定期的なメインテナンスを行っていないことも重なり、インプラント周囲炎を併発したと考えられた。

2 対処および解決方法（メソッド・シューティング）

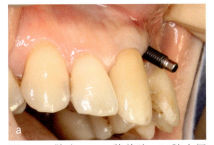
図2-a　除去ツール装着時の口腔内写真。大きく唇側に傾斜していることが見て取れる。

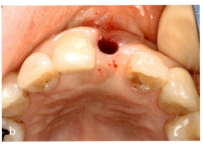
図2-b　除去直後の咬合面観。大きく周囲の歯槽骨を削ることなく撤去することができた。

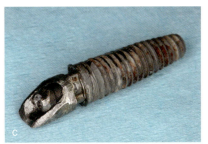
図2-c　除去されたインプラント（アバットメントを口腔外で装着している）。

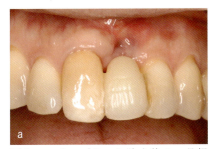
図3-a　インプラント除去後1ヵ月経過時の正面観。

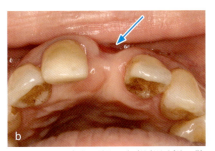
図3-b　同咬合面観。欠損部唇側の陥凹を認める。

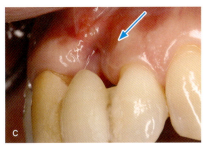
図3-c　同側方面観。除去ツールを用いた撤去で骨喪失が最小限に抑えられているものの、硬・軟組織両方の喪失を認める。

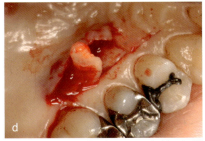
図3-d　結合組織の採取。L字型に切開をして上皮下の結合組織を口蓋から採取した。

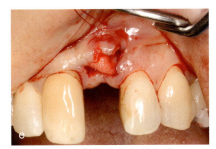
図3-e　結合組織移植片挿入時。パウチ法で軟組織欠損部に結合組織を挿入した。

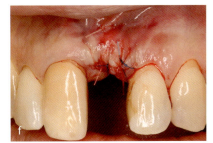
図3-f　縫合後の正面観。術前より軟組織がボリュームアップしていることがわかる。

トラブルの対処

審美領域において埋入方向の不正に伴うインプラント補綴装置の度重なる脱離に加え、インプラント周囲炎を発症していることから、インプラントの除去が望ましいと考えられる。

トラブルの解決方法

初診後、患者に状況を説明し、除去の同意を得た。除去後の補綴治療については、できればインプラント治療は避け、可撤性義歯あるいはブリッジを希望したいとのことであった。

インプラントの除去については除去キットを使用

5章　欠損補綴設計・治療計画のトラブル

し、局所麻酔下にて行った（図2-a〜c）。本症例では、除去と同時の硬・軟組織造成は行わず、同日は人工歯を隣在歯に接着し終了した。

インプラント除去後、1ヵ月経過時点での口腔内写真を図3-a〜cに示す。除去時に硬・軟組織の造成を行っていないため、唇側が大きく陥凹した。補綴処置について患者と相談したところ、ブリッジを希望された。しかしながら唇側の軟組織の陥凹が大きく、補綴処置のみでの対応が困難であることを説明し、補綴処置に先立ち結合組織移植を行うことに同意を得た。結合組織は口蓋より採取し、欠損部顎堤をパウチ状に切開し挿入した（図3-d〜g）。

3　対処結果（リザルト）

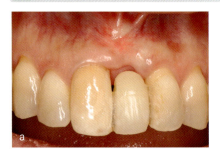
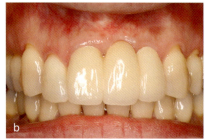
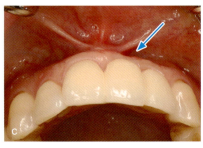
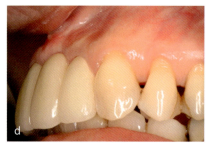

図4-a　結合組織移植後1ヵ月時の口腔内写真。術前と比較して軟組織のボリュームアップが達成できた。

図4-b　最終補綴後の正面観。ジルコニアブリッジを装着した。

図4-c　同咬合面観。結合組織移植による陥凹の改善を認める。

図4-d　同側方面観。患者は大きく満足された。

対処結果

結合組織移植後、大きな問題は生じず経過は良好であったものの、術前の軟組織ボリュームが大きく不足していたため、隣在歯と同レベルの造成は達成されなかった。そこで改めて追加の結合組織移植を提案したが同意は得られず、さらなる軟組織の治癒のみを待って補綴処置へ移行することとなった（図4-a）。最終補綴はジルコニアブリッジを装着した。ダミー部の歯冠長が反対側同名歯よりもわずかに長くなったものの、患者は大きく満足された。

4　文献考察（ディスカッション・レビュー）

テーマ	著者、雑誌、発行年およびエビデンスレベル	論文タイトル	アブストラクト	SAFEのコメント
位置不良のインプラントへの対応	Gholami M. J Stomatol Oral Maxillofac Surg 2018;119(1):52-55. 5. 記述研究	Mobilization of mal-positioned dental implant using segmental osteotomy: A case report. 位置不良インプラントを骨切り術によって移動させた症例報告	上顎に埋入された2本の位置不良のインプラントを埋入された部位の顎骨を骨切りし、適切な位置に移動しミニプレートとミニスクリューにて固定した。2年後において、骨壊死・インプラントの失敗・辺縁骨吸収などの合併症は見られず良好に経過している。	位置不良インプラントによる審美障害はリカバリーが非常に困難であり、場合によってはインプラントの除去を余儀なくされる。しかしながら、患者にとって除去・再埋入にかかる経済的負担も大きいため、十分なインフォームドコンセントのもと、術者の技量も考慮して対応にあたる必要がある。

5-6 アクセスホールポジショニングの問題への外科的・補綴的リカバリー

5 SAFEの見解および予防策（コンクルージョン）

SAFEの見解

　審美領域において、インプラントの埋入不正は致命的な問題となる。歯肉や周囲歯槽骨の状態に問題がない場合や、リップラインが低位であるなど、条件が比較的良好であればインプラント補綴装置の修正や追加の硬軟組織の造成により対応できる場合があるが、本症例のように極度の埋入不正に対しては、十分な説明のもと、インプラントの除去により不必要な治療期間の延長ならびに患者負担を避けられる。

　本症例はインプラントの撤去ならびに追加の外科処置、そして新たな補綴装置の製作を余儀なくされたため、トラブルシューティングレベルはⅤである。

予防策

　正確な埋入ポジションの決定には、術前の十分な検査が重要である。特に前歯部審美領域では硬・軟組織の正確な把握が必須であるとともに、多くの症例において不足した硬・軟組織の造成が必要となることを理解する。加えてこれら治療計画を確実に達成するためには、サージカルガイドの利用が有効である。前歯部インプラント治療は、機能回復のみならず、審美回復に対する患者の期待も大きく、十分な知識ならびに技術を必要とする処置であることを忘れてはならない。

　本症例においては1回目のインプラント治療時に埋入位置が適切であれば天然歯である隣在歯を削合するブリッジを選択することもなかった。また撤去後の硬・軟組織の造成および再埋入は容易ではない。サージカルガイド自体の経験値も必要であるが、数mmの埋入のズレが大きな結果の差となって現れるため、サージカルガイドを使用しての正確なインプラント埋入が審美的そして生物学的に安定したインプラント補綴をもたらすと考える。

　同時に外科領域の検証だけでなく、歯を失った原因を探り、再介入の補綴装置の切縁の位置と歯面形態が適正かどうかをプロビジョナルレストレーションで再評価したあとに補綴に進んだほうがLongevityは良くなると考える。

6 補足（サプリメント）

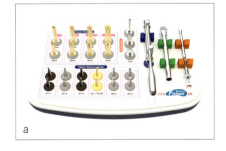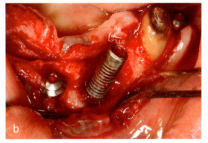

図4-a　フィクスチャーリムーバーキット（フォレスト・ワン社）。
図4-b　ストレートハンドピースを使用した③相当部のインプラントの撤去。

インプラントの除去について

　インプラントの撤去の際に、専用のジグならびにトルクレンチにてインプラントに強力な逆回転を加えることで、オッセオインテグレーションを破壊し撤去できる。撤去の際に歯肉を剥離する必要はなく、また従来のトレフィンバー等を使用した撤去の際に問題となる骨喪失を最小限にすることができる。

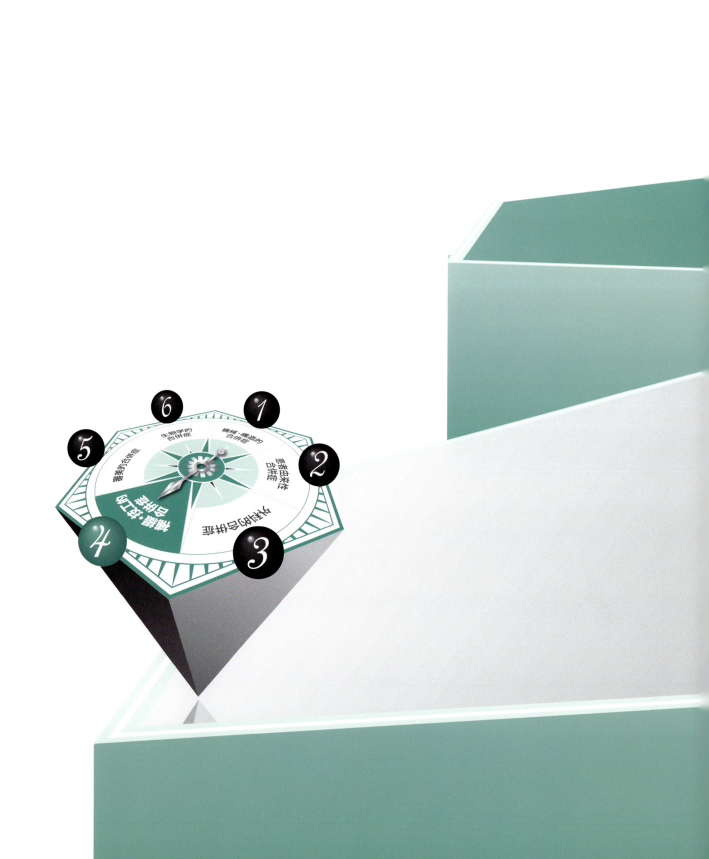

デジタルデンティストリーのトラブル

6章

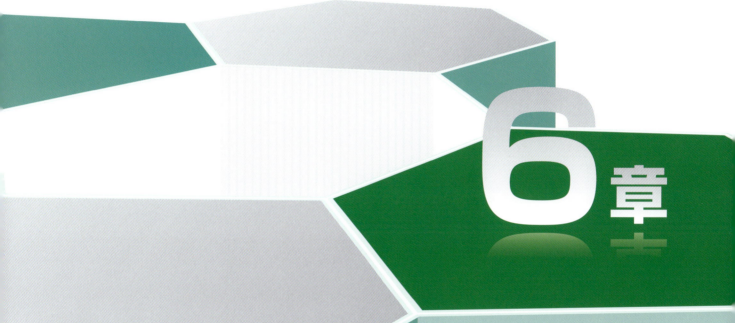

	Level		
6-1	1 2 3 4 5 6	インプラントにおける光学印象のエラー **口腔内スキャナーを用いたロングスパン症例における精度検証**	144
6-2	1 2 3 4 5 6	インプラントにおける光学印象のエラー **単独歯欠損のインプラントにおける口腔内スキャナーの誤差**	148
6-3	1 2 3 4 5 6	インプラントにおける光学印象のエラー **複数歯欠損のインプラントにおける口腔内スキャナーの誤差**	152
6-4	1 2 3 4 5 6	インプラントにおける光学印象のエラー **スキャンボディーの頻回使用による形態の劣化**	156

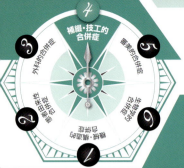

6章 デジタルデンティストリーのトラブル

6-1 インプラントにおける光学印象のエラー

口腔内スキャナーを用いたロングスパン症例における精度検証

Level Ⅵ	専門機関への依頼を要する
Level Ⅴ	①〜④の4つを要する
Level Ⅳ	①〜④の3つを要する
Level Ⅲ	①〜④の2つを要する
Level Ⅱ	①〜④の1つを要する
Level Ⅰ	①〜④を特に要さない

Factor(①外科的な侵襲、②高度な知識・技術、③長期的な治療期間、④高額な治療費)

1 トラブルおよび問題提起(マテリアル)

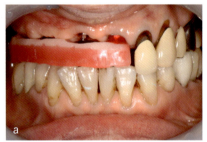

図1-a インプラント埋入後、バイト採得時の口腔内写真。

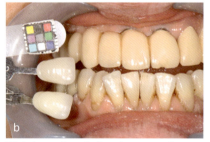

図1-b プロビジョナルレストレーションからファイナルレストレーションへ移行時のシェードテイキング画像。

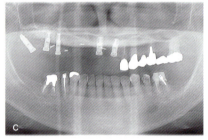

図1-c インプラント埋入直後のパノラマX線写真。R4部は傾斜埋入していることが確認できる。

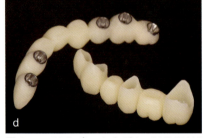

図1-c IOSデータを元にCAD/CAMで製作したレジンモールド。

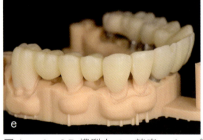

図1-e、f 3D模型上での精度、インプラント、ブリッジともに浮き上がりが見られる。

トラブル

患者は65歳、女性。元々装着されていた補綴装置により、歯の動揺を訴え来院(図1-a)。

ロングタームプロビジョナルレストレーションの製作は通常印象で行い、長期の経過観察し、約半年後、最終補綴へ移行させた。最終補綴装置には口腔内スキャナー(intraoral scanner: IOS)(3M™ トゥルーデフィニション)を使用し、データのみでの補綴装置製作を試みた。7|から|1まではインプラントブリッジ、|2から|7は通常の天然歯台ブリッジでの2ピースでの補綴設計である。しかしながら、データ上で製作したレジンモールドの時点で3D模型上でのフィットに大きな誤差が認められた。

本症例での報告はラボサイド内でのトラブルとし

6-1 口腔内スキャナーを用いたロングスパン症例における精度検証

て、リサーチを踏まえ対処法を考察したい。

問題提起

まずIOS精度自体の誤差は起こり得るのかという疑問がある。現在、各メーカーラインナップの中で、いずれも臨床実績があり、ある程度の精度は保証されてきているが、使用する機械によって少なからず補綴精度の誤差は生じると感じている。

2 対処および解決方法（メソッド・シューティング）

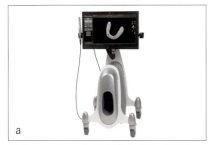
図2-a　ファイル形式の異なるスキャナー①。3M™ トゥルー デフィニション スキャナー。

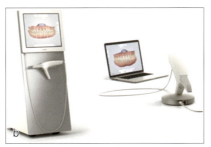
図2-b　ファイル形式の異なるスキャナー②。3 SHAPE TRIOS 3。

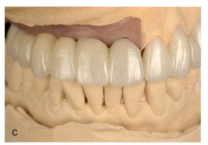
図2-c　石膏模型上で完成させたモノシリックジルコニアのインプラント補綴装置。

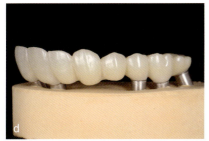
図2-d　ベリフィケーションモデル上の状態。パッシブフィットを獲得している。

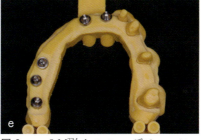
図2-e　3M™ トゥルー デフィニション スキャナーを使用した3Dモデル。

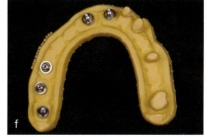
図2-f　3 SHAPE TRIOSを使用した3Dモデル。

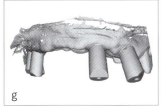
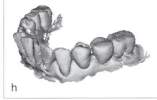
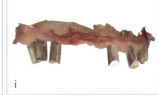
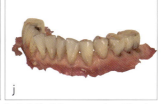

図2-g、h　3M™ トゥルー デフィニションにて出力されたSTLデータ。　図2-i、j　3 SHAPE TRIOS 3によるオリジナルファイルデータ。

トラブルの対処

実症例におけるIOSの精度について、ラボサイドにてリサーチを行うことにした。まず従来の方法であるベリフィケーションジグ、ならびにアナログ印象を再度採得してもらい、石膏作業モデルを製作する。前述した3D模型上でフィットの得られなかったレジンモールドを石膏模型上でセパレートし、浮き上がりを改善させる（口腔内と精度、位置関係が同条件の状況再現を前提とした）。

その後CAD/CAMを使用しジルコニアのレストレーションを完成させ、それを指標として歯科医院にて2種類のIOS（3M™ トゥルー デフィニション、TRIOS 3）およびファイル形式の異なる機械で採得したデータを用い、それぞれ精度検証を行う。3D模型製作材料には、ともにラピッドシェイプの機械を用い、ネクストデント（コアフロント社）の収縮率の少ない材料を使用した。

6章　デジタルデンティストリーのトラブル

トラブルの解決方法

今回、2種類のIOSを使用したが、ファイル形式による精度の違いはあるが、本症例のような補綴装置においては歪みが少なからず生じてしまう確率が高い。まずはそれぞれのデータ形式を理解する必要性がある。

（1）3Mの場合クラウドサービスを用いるため自動的にSTLのデータに変換される

（2）3 SHAPEの場合はオリジナルのファイル形式が可能

インプラントの場合はスキャンボディーとして円柱のものを読み取る必要があるが、その場合一周精密に採取するのが難しく、ズレが生じやすい。対策として、上面から徐々に下方へ向かって採取するのが望ましい。

3　対処結果（リザルト）

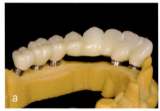 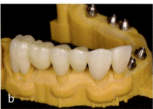 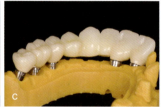 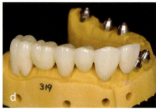

図3-a、b　3Mトゥルー デフィニション スキャナーを使用した3D模型上の適合。

図3-c、d　3 SHAPE TRIOSを使用した3D模型上での適合。

対処結果

3M™ トゥルー デフィニション スキャナー、TRIOS 3ともに3Dモデルでの浮き上がりが確認できるが、比較を行うとTRIOSを用いたインプラント補綴装置のほうが浮き上がりは少ないという結果が出た。すなわち、トゥルーデフィニションを使用したものはSTLデータに変換することで、出力時の偏差の誤差が生じている可能性がある。一方で偏差の少ないオリジナル形式のファイルの方が、より精密なデータであることがいえる。

今回2つのIOSのファイル形式による精度の違いは認められたが、結論として本症例のような長期に機能するインプラント補綴装置において、現状ではどちらにしてもデータのみでの上部構造製作はフィットの面で誤差が生じてしまう可能性が高いことがわかる。見解として、歯の本数で2〜3本分までの距離感であればインプラント、ブリッジともにフィットを獲得でき、日常の臨床においてもデータのみで十分臨床応用が可能であると考える（後述の補足にて検証済み）。

4　文献考察（ディスカッション・レビュー）

テーマ	著者、雑誌、発行年およびエビデンスレベル	論文タイトル	アブストラクト	SAFEのコメント
フルアーチにおけるデジタル印象の精度	Pesce P, Pera F, Setti P, Menini M. Int J Prosthodont 2018;31(2):171-175. 5. 記述研究	Precision and Accuracy of a Digital Impression Scanner in Full-Arch Implant Rehabilitation. フルアーチインプラント修復における口腔内スキャナーの精度と精確さ	上顎無歯顎に4本のインプラントを埋入した模型でデジタルスキャンを行い真度（accuracy）と精度（precision）を調査した。フレームワークの平均ギャップは30μm以下であり、十分なパッシブフィットが得られた。In vitro 研究においては無歯顎に埋入した4本のインプラントでも十分な精確性が確保された。	本研究は模型上でスキャンが行われているため、粘膜面のスキャンが容易である。一方、実際の口腔内では粘膜面のスキャンは困難であり、画像連結時に歪みが生じる可能性が高い。無歯顎への口腔内スキャンの使用にはベリフィケーションジグなどによって位置情報を担保する必要がある。

6-1 口腔内スキャナーを用いたロングスパン症例における精度検証

5 SAFEの見解および予防策（コンクルージョン）

SAFEの見解

IOSをはじめとした歯科界のデジタル化は目を見張るものがあり、操作性、精度の面で向上してきている。今後ますますデジタルワークフローが確立されていくのは間違いない。

しかしながら精度という面では、口腔内スキャナーの精度、3Dモデルの精度、ファイル形式とCADソフトウェアの互換性による誤差など、さまざまな項目の誤差を解明していかなければならないのと同時に、現状ではスキャナーを使用する術者の知識、経験値にも大きく左右されるのも事実である。

本症例の**トラブルシューティングレベルはⅡ**である。

予防策

まずはIOSを所有し、臨床に用いることのメリットを明確にする必要性がある。印象材や、石膏の削減、模型レスでの製作。それによる時間短縮や、環境改善など魅力的な要素が多い。

しかしながら、本症例のようなロングスパンの場合は現時点では臨床適用可能とは言い切れず、従来どおり、ベリフィケーションジグならびにインデックスの採得は必須であり、工程のポイントにおいてアナログ作業を行うことは必然だと考える。

6 補足（サプリメント）

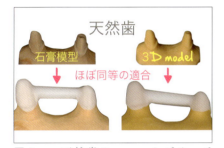

図4-a 天然歯3ユニットブリッジを想定した石膏模型と、3D模型でのフィットの精度の比較。

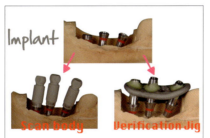

図4-b、c 石膏インプラント模型を口腔内に見立て、ベリフィケーションジグを確認用に採得しておき、スキャンボディを、IOSを用いて読み込ませ、3D模型を製作する。その後の精度検証結果。

3Dモデルのフィット精度の検証

天然歯とインプラントにおいて3ユニットブリッジを想定した3Dモデルのフィット精度の検証を行った。

まず天然歯において石膏模型上で適合させたジルコニアフレームを使用し、石膏模型をスキャンして製作した3Dモデル上での適合確認を行う。その結果、ほぼ同等の適合精度が確認できた。次にインプラントにおいての検証を行う。模型上にスキャンボディを立て、スキャニング、3Dモデルを製作、同模型上でベリフィケーションジグを獲得。製作した3Dモデル上で獲得したベリフィケーションジグを使用し、適合の確認を行った。その結果、ワンスクリューテストを行うとわずかであるが誤差が生じた。

3D模型において、精度の高い機械を使用しているが、積層ピッチなどの関係からインプラントが傾斜している場合は少し精度が落ちる可能性が考えられる。だが本検証により、シングルもしくは2～3本までの距離であれば臨床的に適用可能な範囲であり、IOSでの補綴精度はおおむね出せるといえる。しかしロングスパン、フルアーチの場合、現状では、アナログの正確なベリフィケーションジグの同時獲得が優位であるのはいうまでもない。アナログとデジタルの融合はいまだ必要であると考える。

6章 デジタルデンティストリーのトラブル

6-2 インプラントにおける光学印象のエラー

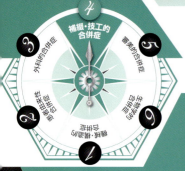

単独歯欠損のインプラントにおける口腔内スキャナーの誤差

Level	
Ⅵ	専門機関への依頼を要する
Ⅴ	①〜④の4つを要する
Ⅳ	①〜④の3つを要する
Ⅲ	①〜④の2つを要する
Ⅱ	①〜④の1つを要する
Ⅰ	①〜④を特に要さない

Factor（①外科的な侵襲、②高度な知識・技術、③長期的な治療期間、④高額な治療費）

1 トラブルおよび問題提起（マテリアル）

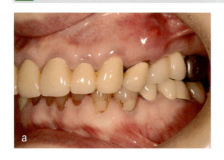
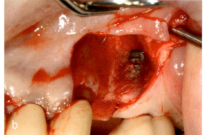

図1-a ｜4 が歯根破折のため抜歯となった。

図1-b 抜歯から3ヵ月後にインプラント埋入およびGBRを行った。

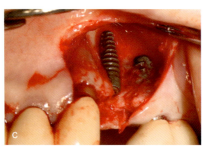
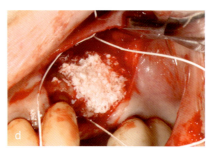
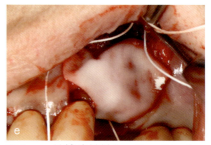

図1-c 残存骨が薄く、インプラント先端部まで露出している。

図1-d 頬側のインプラント体露出部に骨造成を行った。

図1-e 骨補填材料をコラーゲンメンブレンに被覆した。

トラブル

患者は68歳、女性。4|が歯根破折したため、抜歯3ヵ月後にインプラント埋入およびGBRを行った（図1-a〜f）。3ヵ月後にオッセオインテグレーションを確認し、スキャンボディを装着、口腔内スキャナー（intraoral scanner：以下IOS）を用いた光学印象によるインプラント補綴装置製作を行った。

インプラントの補綴装置のための光学印象の場合、プロビジョナルレストレーションで調整したエマージェンスプロファイルを反映させる際には、「スキャンボディなし」の状態と「スキャンボディあり」の状態で2回スキャンを行う（図1-h、i）。その際、「ス

6-2　単独歯欠損のインプラントにおける口腔内スキャナーの誤差

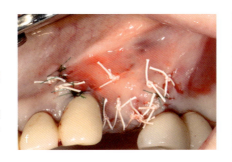
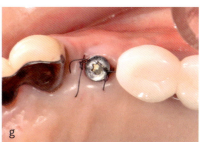

図1-f　縫合し終了。4ヵ月の治癒期間を経て補綴処置へと移行した。

図1-g　二次手術を行い、抜糸時の口腔内の写真。当日にプロビジョナルのための光学印象を行った。

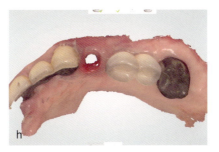
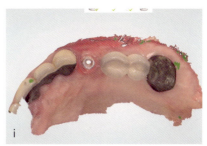

図1-h　GBR 3ヵ月後、スキャンボディなしで撮影。縁下部分のエマージェンスプロファイルを記録する。

図1-i　GBR 3ヵ月後、スキャンボディありで撮影。スキャンボディによってインプラントポジションが同定可能となる。

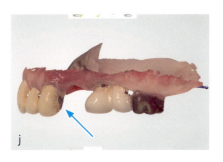
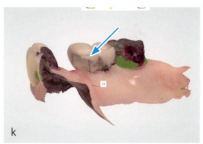

図1-j　近心コンタクトエリアに撮り漏れが生じている。

図1-k　遠心コンタクトエリアに撮り漏れが生じている。

キャンボディなし」の状態の方が隣接歯のコンタクトエリアはスキャンしやすいため、しっかりと撮影しておく必要がある。

しかし、本症例においては術者の光学印象の経験が浅かったため、隣在歯のコンタクトエリア部のスキャンの撮り漏れ（図1-j、k）が生じてしまった。

問題提起

コンタクトエリアの撮り漏れはIOS初心者がもっとも多く遭遇するトラブルの1つである。その理由として従来法の印象材を用いた印象ではあまり気に留めないエラーであることが挙げられる。IOSによる印象の特徴として、「見えない部分は撮れない」ということがあるため、ちょうどスキャンボディと重なる隣在歯のコンタクトエリアはスキャンがしづらいエリアとなり、スキャン時に工夫および注意が必要である。

6章　デジタルデンティストリーのトラブル

2　対処および解決方法(メソッド・シューティング)

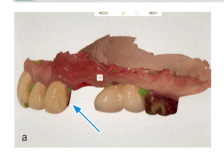
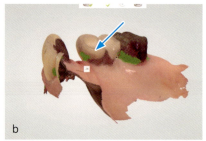

図2-a　再スキャンを行い、近心コンタクトが再現されている。

図2-b　再スキャンを行い、遠心コンタクトが再現されている。

トラブルの対処
　隣接面の撮り漏れの場合、ラボサイドでその部分を埋めることはできるものの面を平坦化するだけで、実際の豊隆などを再現することはできない。したがって、デザインの段階でややコンタクトをタイトに製作するか、コンタクトの撮り漏れ部分が大きく辺縁隆線にかかるような場合は再スキャンを行うことが望ましい。本症例では、再スキャンを行い対応した。

トラブルの解決方法
　この撮り漏れを未然に防ぐ方法として、スキャン後に必ずコンタクトエリアを拡大して確認する必要がある。スキャンの方法として、2段階のスキャンを推奨する。すなわち、1回目のスキャンでは必要な撮影範囲を大まかにスキャンし、全体の抜けを確認する。2回目のスキャンで支台歯あるいはスキャンボディそのものの抜けや隣接歯のコンタクトエリア、あるいは咬合採得時に必要な頬側面の大きい抜けなどをカバーする方法である。

3　対処結果(リザルト)

対処結果
　再スキャンする場合、すべての部位を最初から印象する必要はない。最初に撮影したデータの上に、撮り漏れがあった部分のみを追加スキャンを行い上書きするだけで良いため、患者の負担は従来法に比較して圧倒的に少ない。

4　文献考察(ディスカッション・レビュー)

テーマ	著者、雑誌、発行年およびエビデンスレベル	論文タイトル	アブストラクト	SAFEのコメント
インプラント間の距離とデジタル印象の精度	Tan MY, Yee SHX, Wong KM, Tan YH, Tan KBC. Int J Oral Maxillofac Implants. 2018 Dec 5. doi: 10.11607/jomi.INSERT 4 DIGIT DOI. [Epub ahead of print] インプラント印象におけるデジタルと従来法印象の三次元的な精度比較：無歯顎におけるインプラント間距離の影響 5. 記述研究	Comparison of Three-Dimensional Accuracy of Digital and Conventional Implant Impressions: Effect of Interimplant Distance in an Edentulous Arch.	上顎無歯顎モデルで異なるインプラント間距離について、従来法とデジタルスキャン(口腔内および技工用スキャナ)で3次元的な精確さの比較を行った。インプラント間距離に関わらず、シリコン印象が最も高い精度を示した。口腔内スキャナは最も精度に劣り、インプラント間距離と線形歪みに相関がみられた。	口腔内スキャナは画像をつなぎ合わせるという特性上、インプラント間の距離が大きくなればなるほど線形歪み、すなわち連結時の歪みが生じやすい。そのため、インプラント間に2歯以上のスペースがある場合は、デジタルスキャンとは別にベリフィケーションジグを採得する必要がある。

6-2 単独歯欠損のインプラントにおける口腔内スキャナーの誤差

5 SAFEの見解および予防策（コンクルージョン）

SAFEの見解
　スキャンボディと隣接面が非常に近い場合、隣接面を撮影するのが困難となる。特にスキャナのヘッド部分（ワンド）が大きいスキャナにおいては、同部の撮影は非常に難しくなるため注意が必要である。
　本症例の**トラブルシューティングレベルはⅡ**である。

予防策
　スキャンボディを装着した状態で隣接面をスキャンすることが不可能な場合は、スキャンボディを一度外した状態で撮影を行い、その後、スキャンボディの粘膜部分を消去し、スキャンボディを装着した状態で上書きスキャンを行うことで解決が可能である。
　また、スキャンボディはインプラントメーカー純正のものもあれば、サードパーティと呼ばれる外部のメーカーから販売されているものもある。それぞれ形態も異なるため、隣接面を取りやすい形態のスキャンボディを選択することも一つの予防策といえる。ただし、スキャンボディを使用する際には、技工所のCADソフトにそのスキャンボディのライブラリがインストールされてないと、その後のCAD/CAMが機能しないため、事前に技工所に確認する必要があり、注意が必要である。

6 補足（サプリメント）

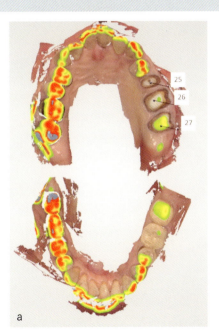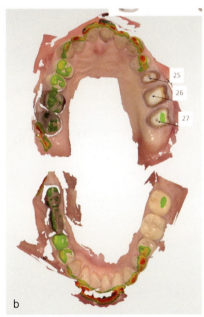

図3-a　適切に咬合採得した状態。支台歯以外の咬合接触状態が均等に表示されている。

図3-b　前方に偏位して咬合採得した状態。臼歯部は接触していないため緑色に、前歯部は噛んでいるため赤色で表示されている。

光学印象でのエラー
　光学印象では、従来法の印象材を用いた印象ではあまり気にしないようなエラーが起こりうる。本症例のように、コンタクトエリアの撮り漏れは従来法の印象で気にすることはほとんど無い。
　また、同様に光学印象では咬合採得時にもエラーが起こることがある。これは光学印象の場合、シリコンやワックスといったバイト材を介在させないために、患者が切端咬合や偏位した位置で噛んでいたり、わずかに開口していたりすることに起因する（図3-a、b）。IOSの機種にもよるが、多くのIOSが咬合採得後に咬合状態をカラーマッピングで確認することが可能であり、咬合採得のエラーは即再スキャンとなってしまうため、必ずスキャン後の確認を怠ってはならない。

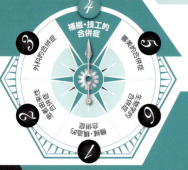

6章　デジタルデンティストリーのトラブル

6-3　インプラントにおける光学印象のエラー

複数歯欠損のインプラントにおける口腔内スキャナーの誤差

Level VI　専門機関への依頼を要する
Level V　①〜④の4つを要する
Level IV　①〜④の3つを要する
Level III　①〜④の2つを要する
Level II　①〜④の1つを要する
Level I　①〜④を特に要さない

Factor（①外科的な侵襲、②高度な知識・技術、③長期的な治療期間、④高額な治療費）

1　トラブルおよび問題提起（マテリアル）

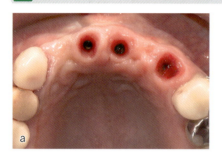
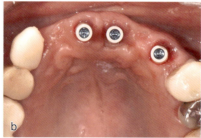

図1-a　プロビジョナルで満足が得られたため、最終補綴装置の印象へと移行した。

図1-b　スキャンボディ装着時咬合面観。前歯部はアーチの変曲点でかつ、本症例では両側側切歯のポンティック部分となっており、誤差が起きやすい。

トラブル

　患者は63歳女性。上顎前歯部ブリッジの支台歯が歯根破折したため、インプラント治療を希望し来院。欠損は 2|〜|3 の5歯欠損であった。

　長期にわたるブリッジの装着により、埋入予定部位 1|1 3 部の骨量は著しく萎縮していたため、インプラント埋入に先立ちブロック骨移植のみを行い、6ヵ月後にインプラントを埋入した（図1-a、b）。

　その後、軟組織欠損部に結合組織移植を行った。患者の満足が得られたため、プロビジョナル装着から約4ヵ月後に口腔内スキャナー（intraoral scanner：以下IOS）を用いて最終補綴装置のための光学印象を行った。プロビジョナルの調整を行った。患者の満足が得られたため、プロビジョナル装着から約4ヵ月後にIOSを用いて最終補綴装置のための光学印象を行った。

　フルジルコニアによるアバットメントレベルのスクリュー固定性補綴装置を製作した。しかし試適時、スクリュー締結の途中でやや手指感覚に抵抗を感じ、パッシブフィットが得られていないと判断した。

問題提起

　単独歯インプラント補綴装置のための光学印象は十分な精度が得られることが報告されている。一方で、複数のインプラントを連結する補綴装置の印象には高い精度が求められるため、シリコン印象材を用いた従来法印象の方が印象精度は優れているという報告もある。

　では、光学印象による複数インプラントの印象ではどのようなエラーが起きているのだろうか。

152　　SAFE（Sharing All Failed Experiences）Troubleshooting Guide Volume 4　補綴・技工的合併症編

6-3 複数歯欠損のインプラントにおける口腔内スキャナーの誤差

2 対処および解決方法(メソッド・シューティング)

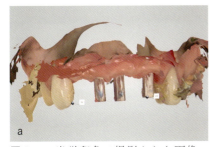 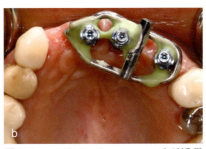 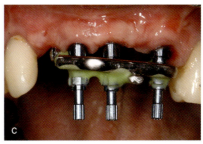

図2-a　光学印象で撮影された画像。2⎤〜⎣3までの5歯分が欠損しており、両側即切歯部は歯牙もスキャンボディもないためエラーが起こりやすい。

図2-b　ベリフィケーションジグ採得時の咬合面観。従来法印象で用いる印象用コーピングとカスタムで製作したチタンフレームを変形の少ない即時重合レジンで連結している。

図2-c　ベリフィケーションジグ採得時の正面観。レジンが硬化したのを確認した後撤去し、歯科技工所に送る。

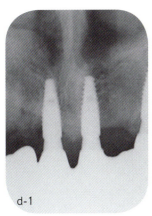 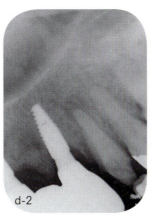 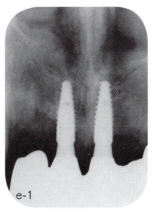 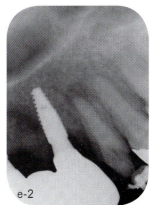

図2-d　パッシブフィットが得られなかった補綴装置装着時のデンタルX線写真。

図2-e　パッシブフィットが得られた補綴装置装着時のデンタルX線写真。写真上では図2-dとの間に大きな違いはない。

トラブルの対処および解決方法

本症例では、ベリフィケーションジグを採得するためにメタルラダーを製作した。口腔内にて、従来法の印象で用いる印象コーピングとメタルラダーをパターンレジンで固定しベリフィケーションジグを採得した。得られたインデックスに技工用アナログを装着し、石膏を注入し口腔内の位置情報を再現した。ベリフィケーションキャストで、チタンベースとジルコニアクラウンのセメント接着をやり直した(図2-a〜d)。

図2-eに示すように、X線上で確認できるほどの大きな誤差ではないものの、手指感覚では明らかな違いがあった。本症例では、ベリフィケーションジグを採得することで、従来法のシリコン材による再印象や補綴装置の再製することなく、チタンベースとクラウン部分の再接着という手技で回避することができた。

6章　デジタルデンティストリーのトラブル

3　対処結果（リザルト）

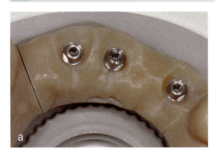
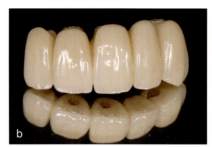
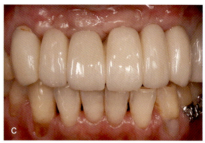

図3-a　3Dプリンターで製作した模型へのアバットメント装着。上部構造装着後、パッシブフィットを得られた。

図3-b　装着したフルジルコニアスクリュー固定性ブリッジ。複数歯であれば審美領域でもフルジルコニアが適応となる。

図3-c　最終補綴装置装着時の正面観。良好な審美的・機能的結果が得られた。

対処結果

本症例では、IOSで撮影した印象ではパッシブフィットが得られなかったが、従来法の印象を行うのではなくベリフィケーショジグを採得し、そのジグ上で補綴装置とチタンベースアバットメントの接着を行うことで、良好なパッシブフィットが得られた。

4　文献考察（ディスカッション・レビュー）

テーマ	著者、雑誌、発行年およびエビデンスレベル	論文タイトル	アブストラクト	SAFEのコメント
デジタル印象における印象方法の工夫	Malik J, Rodriguez J, Weisbloom M, Petridis H. Int J Prosthodont 2018;31(2):107-113. 5. 記述研究	Comparison of Accuracy Between a Conventional and Two Digital Intraoral Impression Techniques. 従来法と2種類の口腔内スキャナによる精度比較	フルアーチ印象の精度について、シリコン印象とTRIOSとOmnicamを比較した。シリコン印象が最も高い精度を示し30μm以下の誤差であるのに対し、TRIOSとOmnicamは大きな誤差を示した。2つの口腔内スキャナに差は認められなかった。	口腔内スキャナでは前歯部の前歯部の切端部と臼歯遠心部で誤差が生まれる。これは、前歯部の形態が単純なゆえに画像連結時に歪みが発生すると言われている。

5　SAFEの見解および予防策（コンクルージョン）

SAFEの見解

IOSによる印象は前歯部切端部のように単純な構造物が連続すると画像連結時にエラーが起きやすい。逆に、臼歯部の咬合面など複雑な形態ほど画像連結が容易となる。複数インプラントの光学印象においては、スキャン範囲が全顎（フルアーチ）となることが多いため、上記文献で述べられているように前歯部を通過する際に画像連結で歪みが生じやすい。

また、スキャンボディ間の距離が長くなるほど形態が単純な粘膜面のスキャン範囲が広範となるため、同様に画像連結時に歪みが生じやすい。本症例では、インプラントのポジションが歯列弓の変曲点でもある前歯部複数歯欠損であり、かつスキャンボディとの間に1歯分のスペースがあるため、画像連結時にエラーが起きやすい状態であったと考えられる。

本症例の**トラブルシューティングレベルはⅡ**である。

予防策

従来のメタルボンドのように、メタルフレームに陶材を築盛するタイプの補綴装置であれば、メタルフレーム完成時に試適を行っていた。もし、適合が

6-3 複数歯欠損のインプラントにおける口腔内スキャナーの誤差

不良であれば、連結部分を切断しパターンレジンなどで再度連結し、ラボサイドで後蝋という手法で誤差を補正していた。

しかし、光学印象を行ったインプラント補綴装置は、原則的にミリングマシンによって削り出されたクラウンをチタンベースに接着し製作する。そのため、補綴装置製作後に試適を行い、位置情報を確認することが困難である。そこで、光学印象による複数歯欠損における連結タイプのインプラントの補綴装置の製作では、ベリフィケーションジグを用いて印象時に位置情報のインデックスを再得することが必須である。

インプラント治療において、特に多数歯欠損や無歯顎の固定性補綴修復において補綴装置の精度は重要であり、パッシブフィットが得られた補綴装置かどうかが、その長期予後を左右する。エビデンス的にも、フルアーチや多数歯欠損におけるインプラントの印象の精度は従来法のシリコン印象が優れるという結論がなされている。したがって、本症例の長期治療計画を考慮した際、アーチの変曲点でもある前歯部のスキャンは光学印象の苦手とする部分であり、またポンティックを含む複数インプラントの印象は印象精度に不安が残るため、パッシブフィットが得られる補綴装置製作のためには、アナログによるベリフィケーションジグで位置情報を担保することが必須であった。

6 補足（サプリメント）

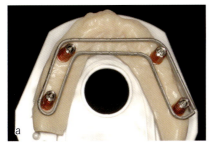

図4-a　3Dプリンタで製作した模型上でチタン製メタルラダーの形態を確認する。

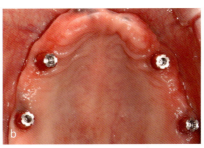

図4-b　口腔内に従来法印象で用いる印象コーピング（オープントレー用）を装着する。

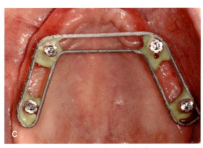

図4-c　メタルラダーと印象コーピングを収縮の小さい即時重合レジンで固定する。

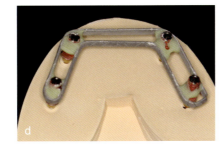

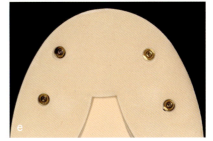

図4-d　得られたベリフィケーションジグを用いて、位置情報のインデックスとなる石膏模型を製作する。

図4-e　得られた位置情報のインデックス。

位置情報のインデックスは、従来法で用いられる印象コーピング（オープントレー用）と事前に製作したメタルラダーを収縮率の低い即時重合レジンにて連結する。ラボサイドでは、印象コーピングに技工用アナログを連結し超硬石膏にてアナログ部分を連結する。このデータを技工用スキャナでスキャンし、口腔内スキャナからのデータとマッチングさせるか、あるいは、CAD/CAMで製作した補綴装置とチタンベースを接着時にこの模型を使用することで、位置情報の精確さを担保することが可能となる（図4-a～e）。

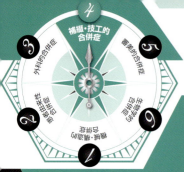

6章 デジタルデンティストリーのトラブル

6-4 インプラントにおける光学印象のエラー

スキャンボディーの頻回使用による形態の劣化

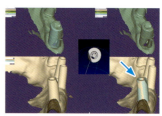

Level Ⅵ	専門機関への依頼を要する
Level Ⅴ	①〜④の4つを要する
Level Ⅳ	①〜④の3つを要する
Level Ⅲ	①〜④の2つを要する
Level Ⅱ	①〜④の1つを要する
Level Ⅰ	①〜④を特に要さない

Factor（①外科的な侵襲、②高度な知識・技術、③長期的な治療期間、④高額な治療費）

1 トラブルおよび問題提起（マテリアル）

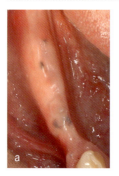
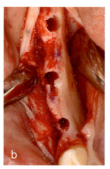
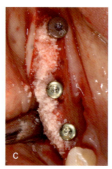
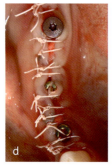
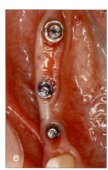
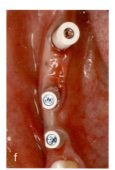

図1-a　術前の口腔内写真。

図1-b　埋入窩を形成した状態。頬側の骨が不足している。

図1-c　他家骨にて頬側の骨造成を行った。

図1-d　縫合し終了。4ヵ月の治癒期間を経て補綴処置へと移行した。

図1-e　4ヵ月後の口腔内の状態。

図1-f　スキャンボディを用いて口腔内スキャナーにて光学印象を行った。

トラブルおよび問題提起

　患者は53歳、男性。下顎右側臼歯部へのインプラント治療を希望し来院された。残存骨は水平的な骨欠損がみられたため、他家骨を用いたGBRを併用しインプラント埋入を行い、4ヵ月の治癒期間を経て補綴装置の製作へと移行した（図1a〜d）。

　4ヵ月後、メーカー純正のスキャンボディーを装着し、口腔内スキャナー（intraoral scanner: IOS）にて光学印象を行った（図1-e、f）。その後、歯科技工所にデータを送信し、補綴装置の製作を依頼した。しかし、歯科技工所から「ライブラリーにあるスキャンボディーデータとマッチングしない」と指摘を受け、スキャンボディーの頻回使用による形態の劣化が疑われた（図1-g）。

6-4 スキャンボディーの頻回使用による形態の劣化

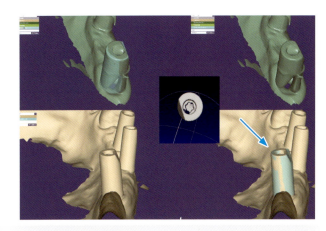

図1-g　スキャンボディーとライブラリーに微妙なズレが生じている（右下）。

2 対処および解決方法（メソッド・シューティング）

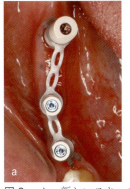
a

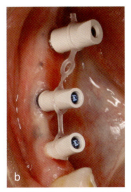
b

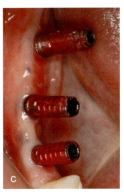
c

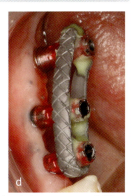
d

図2-a、b　新しいスキャンボディーを用いて、スキャンボディー同士を矯正用のエラスティックで連結した。

図2-c、d　口腔内スキャンとは別にチタンフレームを用いたベリフィケーションジグを採得した。

トラブルの対処および解決方法

　スキャンボディは原則的にディスポーザル（単回）使用がメーカーから推奨されている。スキャンボディーの多くがPEEK材によって作られており、高圧蒸気滅菌などを行うと材質の変形が起こる可能性がある。

　本症例では複数回使用したことによるスキャンボディーの劣化および変形が予想されたため、新品のスキャンボディーを使用して印象採得を行った。スキャンボディー同士は矯正用のエラスティックにて連結し、スキャンボディー間の誤差を最小限にするとともに、スキャンのスムーズ化を図った（図2-a、b）。また、同時にチタンフレームを用いたベリフィケーションジグを採得し位置情報の記録を行った（図2-c、d）。

3 対処結果（リザルト）

対処結果

　本症例では、結果的に新しいスキャンボディーを装着し再印象を行い、パッシブフィットを獲得した。

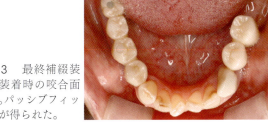

図3　最終補綴装置装着時の咬合面観。パッシブフィットが得られた。

6章　デジタルデンティストリーのトラブル

4 文献考察（ディスカッション・レビュー）

テーマ	著者、雑誌、発行年およびエビデンスレベル	論文タイトル	アブストラクト	SAFEのコメント
インプラント間の距離とデジタル印象の精度	Tan MY, Yee SHX, Wong KM, Tan YH, Tan KBC. Int J Oral Maxillofac Implants. 2018 Dec 5. doi: 10.11607/jomi.INSERT 4 DIGIT DOI. [Epub ahead of print] **1. システマティックレビュー（SR）**	Comparison of Three-Dimensional Accuracy of Digital and Conventional Implant Impressions: Effect of Interimplant Distance in an Edentulous Arch. インプラント印象におけるデジタルと従来法印象の三次元的な精度比較：無歯顎におけるインプラント間距離の影響	上顎無歯顎モデルで異なるインプラント間距離について、従来法とデジタルスキャン（口腔内および技工用スキャナ）で3次元的な精確性の比較を行った。インプラント間距離に関わらず、シリコン印象が最も高い精度を示した。口腔内スキャナは最も精度に劣り、インプラント間距離と線形歪みに相関がみられた。	口腔内スキャナは画像をつなぎ合わせるという特性上、インプラント間の距離が大きくなればなるほど線形歪み、すなわち連結時の歪みが生じやすい。そのため、インプラント間が2歯以上のスペースがある場合は、デジタルスキャンとは別にベリフィケーションジグを採得する必要がある。

5 SAFEの見解および予防策（コンクルージョン）

SAFEの見解

　本症例ではスキャンボディの上部に変形がみられたため、スキャンボディの複数回の使用による変形または誤って高圧蒸気滅菌をしたことによる変形が疑われた。現在多くのメーカーから販売されているスキャンボディはPEEK素材からできており、チタンなどの金属に比べ経時的な変形が起こる可能性がある。また、インプラントとの接合部はチタン製のものからPEEK素材のものまで様々である。スキャンボディ締結時の推奨トルクも"手締め"がほとんどであり、術者によるばらつきの可能性もある。本症例の**トラブルシューティングレベルはII**である。

予防策

　変形を起こす可能性があるPEEK素材のスキャンボディに関しては、原則的に単回使用が望ましい。また、高圧蒸気滅菌は変形させる恐れがあるため使用しない。メーカーの使用説明書をよく読み、取り扱い方法や推奨締結トルクなどを遵守することが重要である。本症例の長期計画としては、パッシブフィットを得やすくするべく、エクスターナルジョイントタイプのアバットメントを介在させた状態で光学印象を行なっている。またベリフィケーションジグを採得することで、位置情報の記録を行いそのジグから得られた模型上で最終補綴装置とチタンベースを接着させることで精度を担保した。

6 補足（サプリメント）

　光学印象では、従来法の印象材と異なり、スキャンボディーとよばれるPEEK材でできた光学印象用の印象用コーピングを用いる。インプラントメーカーによっては自社のスキャンボディーが未発売であったり、認可が未承認であったりすることがある（表1）。そのような場合はサードパーティー（まったく別のメーカー）が販売している場合もあるが、注意すべき点として、使用するスキャンボディーのライブラリーを技工所が持っているか必ず確認するべきである。

　スキャンボディーを装着してIOSで光学印象を行ったデータは技工所に送られると、スキャンボディーに対して技工所がインポートしているライブラリー（スキャンボディーに対応するインプラントのデータの集合体）の中から、同じスキャンボディーのデータをマッチング（重ね合せ）させる。そこから逆算してどのメーカー・サイズのインプラントがどの位置に埋入されているかを把握する。その上で、データ上でアバットメントやクラウンをデザインしていくため、技工所がそのライブラリーを所有していることが前提となるため、必ず確認することをおすすめする（図4 -a〜d）。

6-4　スキャンボディーの頻回使用による形態の劣化

表1　決定版インプラントメーカー別　ガイド・スキャンボディー対応表（参考文献1より引用・改変）

メーカー名	インプラントシステム	プラットフォーム	純正	NT-trading	Elos med	Core 3 D	松風 S-wave	CEREC
ストローマン	ティッシュレベル		●	●	●	●	●	●
	ボーンレベル	synOcta		●	●	●	●	●
		マルチベース				●	●	
		SRA	●		●			
ノーベルバイオケア	リプレイス			●	●	●	●	●
	ブローネマルク			●	●	●	●	●
	アクティブ・パラレル CC			●		●	●	●
	マルチユニット							
デンツプライシロナ	アストラ	TX		●	●	●	●	●
		EV			●	●	●	●
		EV プロファイル			●			
	ザイブ			●		●	●	●
		MP				●	●	
バイオメット 3 i	アンキロス				●	●	●	
	エクスターナル			●	●	●	●	
	サーテン			●	●	●	●	
Zimmer	スクリューベント			●		●	●	●
カイマンデンタル	バイオホライズン					●	●	
カムログ	スクリューライン		●		●	●	●	
	コーンログ		●					
大信貿易	プレミアム					●	●	
モリタ	SPI							
Osstem	TS							●
松風	バイオフィックス						●	
京セラ	エミネオ		●				●	
ブレーンベース	マイティス						●	
ケンテック	アルファタイト						●	
日本ピストンリング	IAT EXA						●	
プラトン	EL						●	
白水貿易	レストアー					●		

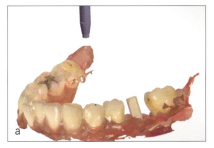

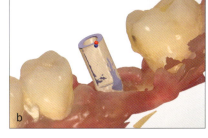

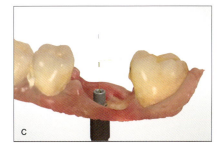

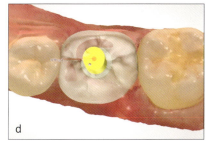

図4-a　スキャンボディーを歯科技工所のライブラリーとマッチングさせる。

図4-b　スキャンボディーをマッチングさせた状態。

図4-c　スキャンボディーから得られたインプラントの情報。

図4-d　CAD上でクラウンのデザインを行う。

参考文献
1．丸尾勝一郎．口腔内スキャナはインプラント臨床に何をもたらすのか．Quintessence DENT Implantol 2018;25(4):16-36.

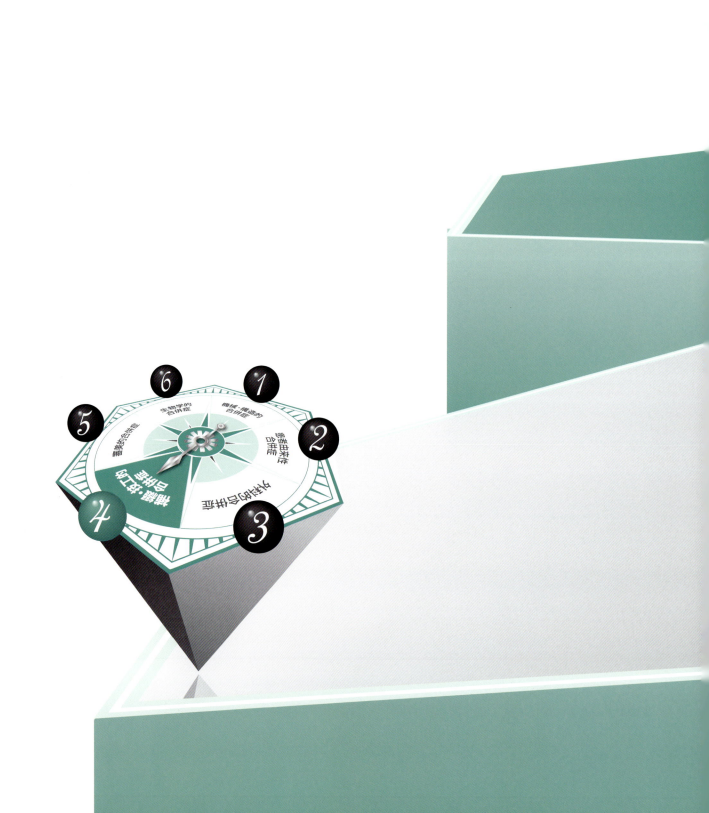

デジタルワークフロー

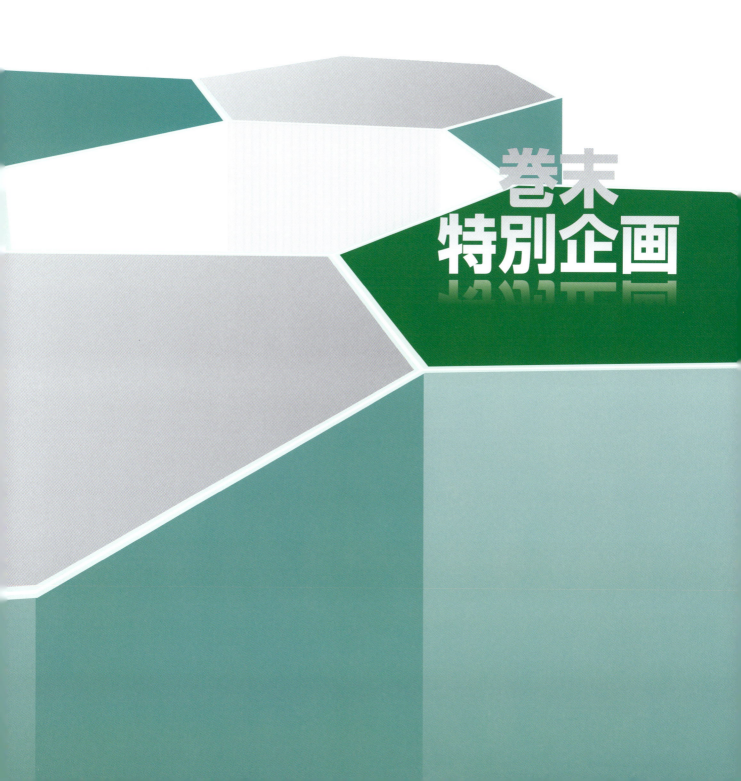

巻末
特別企画

株式会社モリタ

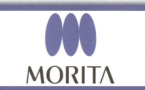

Digitalization

X800
Digital ConeBeam CT

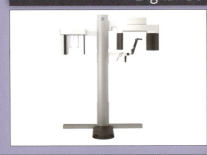
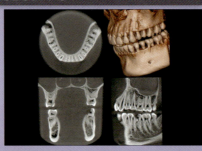

高解像度で高精彩、数種類の FOV を持ちまさにデジタルデンティストリー時代に適した CT です。
X800のデータから作り出されたガイドシステムの適合性は高く評価されています。
さらにインプラントのみならずエンド、ペリオ等多くの症例の診断に用いられています。

Digitalization + CAM

カタナ デンタルスキャナーE シリーズ／DWX-52D

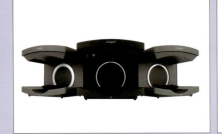
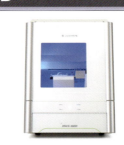

ディスクトップスキャナー
複数光源青色 LED 採用により高精度なスキャンが可能。また全面ドアパネルの廃止と模型をスキャナーにセットすると自動でスキャンが開始されるオートスタート機能搭載。拡大し続けるデジタルデンティストリーに対応するため、作業プロセスの効率化を徹底的に追及しました。
多様化するマテリアルや用途に幅広く対応し、品質と使いやすさをバランスよく両立させました。
DWX-52D はラボワークのさらなる効率化を実現します。

3 D Printing

DWS-020D
3 D Printer

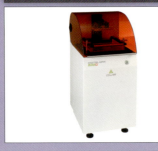
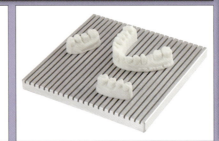

IOS データにて技工作業するにはコンタクトの調整や陶材築盛を３Dプリンタにて作業模型製作が必要になります。
ガルバノスキャナー方式の特徴をつこのプリンタは歯科界においてハイスペックプリンタに分類されレーザーøは50μm、スライスピッチは10-100μm と高精度を誇ります。
またマテリアルもガルバノスキャナー方式の中ではたわみにくく、作業模型としての使用に最適化されています。

問い合わせ先	株式会社モリタ
	株式会社モリタ お客様相談センター　電話：0800-222-8020（フリーコール） ＜医療従事者様専用＞

TRIOS 3
Oral scanner

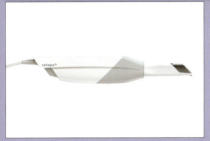
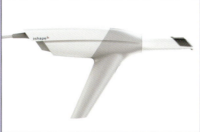

　Trios 3 はフルカラー、パウダーレス、高画質という特徴をもち、Gun、Pen 等ユーザーの使用感に応じたタイプを準備しています。
　また、クラウドを通じてラボにデータを送信し、補綴物の製作が可能になりました。石膏模型とは違い保管場所を確保する必要性がなくデータによる長期保管が可能になります。

CREC ommnicam/MCX & MCXL プレミアム コンパクトスキャン

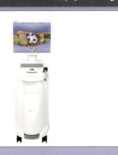
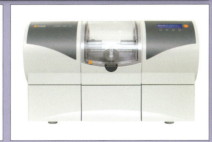

パウダーフリー+ フルカラー＝抜群の操作性
フルマウス口腔内撮影が数分で完了。応用範囲の広い多用途口腔内スキャナーです。

洗練されたコンパクト設計
６軸２モーターによる加工で最短クラウン８分でミリング完了冷却配管不要で設置場所は問いません。また、オプションの Speed Fire 接続によりジルコニアクラウンは最短20分でシンタリング可能です。

Implant System

SPI システム

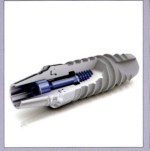
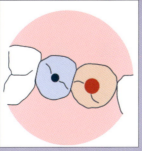
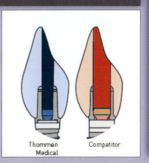

SPI システムは35年の歴史をもつスイスメイドのインプラントシステムです。
独自のインプラントーアバットメント連結構造は精密かつ十分な剛性を有したコネクションです。そのため、アバットメントスクリューには負担が少なく、ミニマムサイズの形状であり、アクセスホールの自由度が広がるスクリューリテインを提供します。

163

あとがき Conclusion

インプラントのトラブルを検証するということでスタートした勉強会 SAFE（Sharing All Failed Experience）。定期例会に加え年次学術大会が開催されるようになり、そしてそれらの内容を後世に残すという意思の下、この Troubleshooting Guide が発刊されるようになった。

Troubleshooting Guide は、第 1 巻が機械・構造的合併症、第 2 巻が患者由来性合併症、そして第 3 巻が外科的合併症について、トラブル症例を元にその対応や予防策などがディスカッションされた。今回は補綴・技工的合併症ということで、補綴コンポーネントから技工士が製作したアバットメント・クラウン・ブリッジ・オーバーデンチャーなどの補綴装置まで網羅された。

補綴・技工的合併症はインプラント治療においてあまり重要視されていない傾向がある。

しかしインプラント治療は欠損補綴の一手段でしかないため、クラウンやブリッジ、デンチャーと同じく咀嚼ユニット（補綴装置）が入って初めてその機能を果たすことができる。つまりはインプラント外科処置などと同じく大変重要な項目だと言える。

補綴・技工的トラブルは力によって起こるトラブルが多い。この "力" は "咬合" だと思われている方も多いと思うが実際は "かかる力" と "それを受ける咬合" と "それを受ける構造力学的配慮" の 3 つの局面で考えなければならない。

この力の分野はエビデンスが乏しい。理由は簡単で、誰一人として同じ咬合状態ではなく、すべての歯にかかる力とその方向は異なり、また時間軸によっても変化するので計測・定量化できないためである。しかしわれわれ臨床家を悩ませる「力のトラブル」に対し、本書では臨床ケースとともに何かしらの指標を示すことができたのではないだろうか。

また、咬合というのは、歯の位置と歯の形態のことを表す。インプラントのおける歯の位置とはインプラント体（フィクスチャー）の位置である。つまりはインプラント体の埋入ポジションが良くないと咬合状態が良くないため、補綴的なトラブルが発生する可能性が増す。やはり埋入ポジションには厳密性が求められると考える。

インプラント治療は外科にフォーカスが当てられる傾向があるだけでなく、局所にフォーカシングされる傾向がある。しかしインプラント治療を成功に導くためには、力の評価・力のコントロールを行うことが重要であり、そのためには口腔全体から顎顔面をトータルに診る必要があると考える。

Trouble Shooting Guide 第 4 巻の編集メンバーは補綴や技工に傾倒する人間が担当したためか、非常に紳士的で冷静に会議や作業が進んだ。その結果執筆や編集作業もスムーズであったように思う。

最後に、クインテッセンス出版株式会社の方々・編集メンバーの皆様に深く感謝するとともに、症例提供してくださった皆様にも厚くお礼申し上げます。

2019 年 3 月吉日
SAFE 書籍編集委員
大森有樹

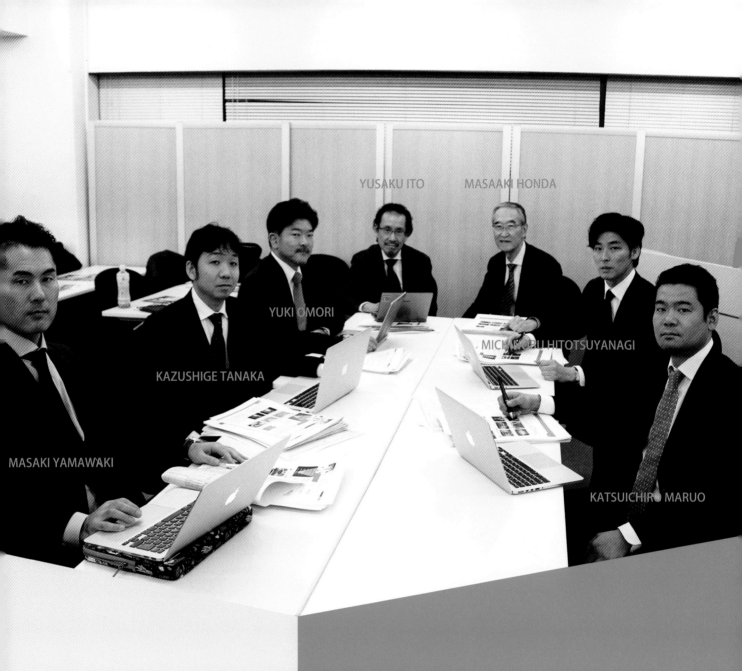

監修・著者略歴

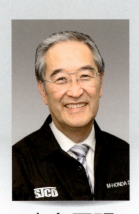

本多正明
Masaaki Honda

略歴
- 1970年　大阪歯科大学　卒業
- 1973年　日本歯学センター　勤務
- 1978年　日本歯学センター　退職
　　　　　本多歯科医院　開設
- 1972～2003年
　　　　　Dr.Raymond Kim（南カリフォルニア大学）に師事

所属
- 日本臨床歯科医学会　副理事長
- 日本臨床歯科医学会　大阪支部（大阪SJCD）最高顧問
- Society of Korean Clinical Dentistry(SKCD)　顧問
- 日本顎咬合学会　指導医
- 日本口腔インプラント学会　会員
- 日本補綴歯科学会　会員
- Osseointegration study club of Japan(OJ) ファウンダー
- 日本臨床歯周病学会　会員
- 日本顎口腔機能学会　会員
- Sharing All Failed Experiences(SAFE)　正会員

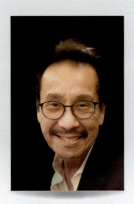

伊藤雄策
Yusaku Ito

略歴
- 1975年　東京歯科大学　卒業
- 1975年　国際デンタルアカデミー　勤務
- 1980年　神戸伊藤歯科医院　勤務
- 1995年　伊藤歯科医院　開業（新大阪）
- 2018年　伊藤歯科医院　移転（心斎橋）

所属
- 日本臨床歯科医学会　常任理事
- 日本臨床歯科医学会　大阪支部（大阪SJCD）　相談役
- 四国SJCD　顧問
- Society of Korean Clinical Dentistry(SKCD)　顧問
- European Association for Osseointegration(EAO)　Member
- 日本補綴歯科学会　会員
- 日本口腔インプラント学会　会員
- 日本顎咬合学会　指導医
- 日本臨床歯周病学会会員　指導医
- OSIインプラント研修会　主幹
- ASTRATECH IMPLANT Ambassador
- Sharing All Failed Experiences(SAFE)　正会員

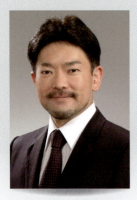

大森有樹
Yuki Omori

略歴
- 1999年　九州歯科大学　卒業
- 2005年　大森歯科医院　院長

所属
- ITI (International Team for Implantology) フェロー・認定スペシャリスト
- Academy of Osseointegration, Active member
- European Association for Osseointegration(EAO)　Member
- ARDEC (Ariminum Research & Dental Education Center)リサーチアフィリエイト
- 九州歯科大学口腔インプラント科　臨床登録医
- 大阪歯科大学口腔インプラント学講座　大学院
- 大阪大学大学院歯学研究科　研修登録医
- 太成学院大学 歯科衛生専門学校 非常勤講師（インプラント）
- 日本臨床歯科医学会　大阪支部（大阪SJCD）　副会長
- 日本口腔インプラント学会　専修医
- Osseointegration study club of Japan(OJ)　正会員
- 大森塾　主宰
- Sharing All Failed Experiences(SAFE)　正会員

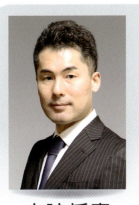

山脇将貴
Masaki Yamawaki

略歴
- 1999年　岡山大学歯学部　卒業
- 2010年　山脇歯科　継承

所属
- 日本臨床歯科医学会　大阪支部（大阪SJCD）理事
- 日本臨床歯周病学会　中国四国支部　理事
- Osseointegration study club of Japan(OJ) 正会員
- 日本口腔インプラント学会　会員
- 日本接着歯学会　会員
- Osseo Skarp Institute (O.S.I.)　会員
- General Practitioner's Orthodontics (GPO)　会員
- Sharing All Failed Experiences (SAFE)　正会員

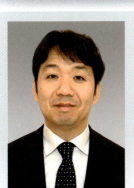

田中一茂
Kazushige Tanaka

略歴
- 2000年　福岡県立九州歯科大学　卒業
- 2007年　たなか歯科クリニック　院長

所属
- 日本臨床歯科医学会　大阪支部（大阪SJCD）　理事
- 日本顎咬合学会　会員
- Sharing All Failed Experiences(SAFE)　正会員
- 国際口腔インプラント学会　認定医
- ARDEC (Ariminum Research & Dental Education Center)　メンバー
- General Practitioner's Orthodontics (GPO)　会員
- 歯庵 会員
- COKI 元会長
- 大阪歯科大学口腔インプラント講座　大学院

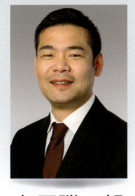

丸尾勝一郎
Katsuichiro Maruo

略歴
- 2005年　東京医科歯科大学歯学部　卒業
- 2009年　同大学院医歯学総合研究科　インプラント・口腔再生医学分野　修了（歯学博士）
- 2010年　岩手医科大学歯学部　補綴・インプラント学講座　助教
- 2012年　米国ハーバード大学歯学部インプラント科　ITIスカラー・研究員
- 2013年　神奈川歯科大学大学院口腔機能修復学講座　咀嚼機能制御補綴学分野　助教
- 2017年　同大学院　口腔統合医療学講座　補綴・インプラント学　講師
- 2018年　同大学院　口腔統合医療学講座　補綴・インプラント学　非常勤特任講師
- 三軒茶屋マルオ歯科開院

所属
- Interdisciplinary Team of Dentistry (ITD)　主宰
- International Team of Implantology (ITI) Communication Committee Member　一ノ塾　塾頭
- Center of Implant Dentistry (CID) アクティブメンバー
- 日本口腔インプラント学会　専門医
- 日本補綴歯科学会　会員
- 日本デジタル歯科学会　会員
- 日本顎顔面インプラント学会　会員
- European Association of Osseointegration (EAO) Member
- Sharing All Failed Experiences(SAFE)　正会員

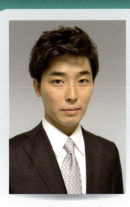

一柳通宣
Michinobu Hitotsuyanagi

略歴
- 2000年　新東京歯科技工士学校　卒業
- 2001年　The Aesthetic and Implant Technology Institiute USA 卒業
- 2002年　デンテックインターナショル株式会社　入社
- 2015年　同社常務取締役　就任

所属
- Osseointegration study club of Japan(OJ) 正会員
- 日本顎咬合学会　会員
- 日本デジタル歯科学会　会員
- 3Dアカデミー　会員
- Sharing All Failed Experiences(SAFE)　正会員

クインテッセンス出版の書籍・雑誌は、歯学書専用
通販サイト『歯学書.COM』にてご購入いただけます。

PC からのアクセスは…

歯学書　検索

携帯電話からのアクセスは…
QR コードからモバイルサイトへ

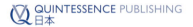

SAFE(Sharing All Failed Experiences) Troubleshooting Guide
Volume 4 補綴・技工的合併症編
インプラント治療の再介入を防ぐための欠損補綴設計・長期治療計画

2019年5月10日　第1版第1刷発行

監　　著　本多正明 / 伊藤雄策 / 大森有樹 / 山脇将貴 / 田中一茂 /
　　　　　丸尾勝一郎 / 一柳通宣

発 行 人　北峯康充

発 行 所　クインテッセンス出版株式会社
　　　　　東京都文京区本郷3丁目2番6号　〒113-0033
　　　　　クイントハウスビル　電話(03)5842-2270(代表)
　　　　　　　　　　　　　　　　(03)5842-2272(営業部)
　　　　　　　　　　　　　　　　(03)5842-2276(編集部)
　　　　　web page address　https://www.quint-j.co.jp/

印刷・製本　株式会社創英

Ⓒ2019　クインテッセンス出版株式会社　　禁無断転載・複写
Printed in Japan　　　　　　　　　　　　落丁本・乱丁本はお取り替えします
ISBN978-4-7812-0683-7 C3047　　　　　　定価は表紙に表示してあります